PUBLICATIONS DU *PROGRÈS MÉDICAL*

ÉTUDE CLINIQUE

sur

LA MÉTALLOSCOPIE

ET LA

MÉTALLOTHÉRAPIE EXTERNE

DANS L'ANESTHÉSIE

PAR

Le Dr Douglas AIGRE

Ancien interne des hôpitaux de Paris
Lauréat de l'Ecole de médecine de Lille (1872-1873)

PARIS

Aux bureaux du PROGRÈS MÉDICAL ; V. A. DELAHAYE et Cⁱᵉ, Libraires-Éditeurs

6, rue des Écoles, 6.   23, Place de l'École-de-Médecine.

1879

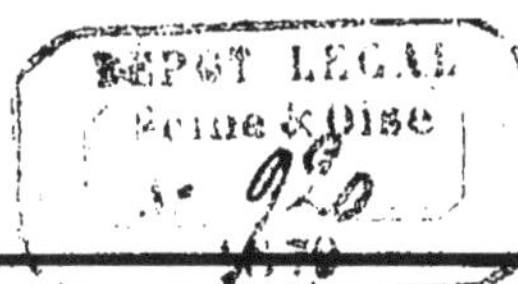

ÉTUDE CLINIQUE

SUR

LA MÉTALLOSCOPIE

ET

LA MÉTALLOTHÉRAPIE EXTERNE

DANS L'ANESTHÉSIE

VRRSAILLES

CERF ET FILS, IMPRIMEURS

59, RUE DUPLESSIS, 59

PUBLICATIONS DU *PROGRÈS MÉDICAL*

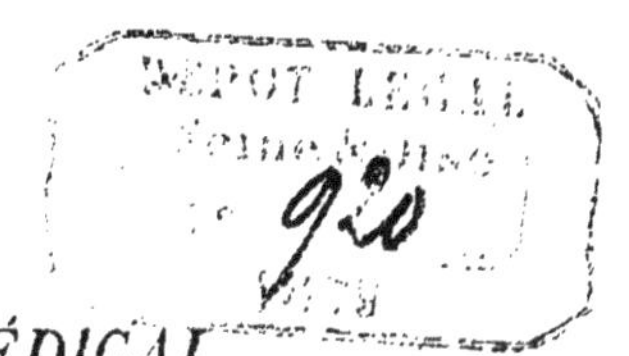

ÉTUDE CLINIQUE

SUR

LA MÉTALLOSCOPIE

ET LA

MÉTALLOTHÉRAPIE EXTERNE

DANS L'ANESTHÉSIE

PAR

LE Dr DOUGLAS AIGRE

Ancien interne des hôpitaux de Paris
Lauréat de l'Ecole de médecine de Lille (1872-1873)

PARIS

Aux bureaux du PROGRÈS MÉDICAL ; V. A. DELAHAYE et Cie, Libraires-Éditeurs
6, rue des Écoles, 6.   23, Place de l'École-de-Médecine.

1879

ÉTUDE CLINIQUE

SUR

LA MÉTALLOSCOPIE

ET

LA MÉTALLOTHÉRAPIE EXTERNE

DANS L'ANESTHÉSIE

INTRODUCTION.

Plan.

Depuis le jour où la Société de Biologie, accédant enfin aux vœux réitérés du docteur Burq, nomma une commission composée de MM. le professeur Charcot, Dumontpallier et Luys, pour étudier ce qu'il y avait de vrai dans la métalloscopie et la métallothérapie, et pour contrôler les résultats si curieux auxquels était arrivé son auteur, cette méthode d'investigation clinique et de thérapie a pris droit de cité dans la science, et tout le monde, quoique dans un esprit différent, s'en est plus ou moins occupé.

Ayant eu l'honneur d'être attaché, en qualité d'interne, successivement aux services de M. le professeur Charcot et de M. Dumontpallier, nous avons eu l'occasion d'assister à toute la série des expériences métalloscopiques et d'étudier de près cette question intéressante. A la Salpêtrière, ce sont surtout les hystériques qui ont été l'objet de nos études ; c'est là, d'ailleurs, que s'était transportée la commission de la Société de Biologie pour faire son rapport. A la Pitié, nous avons eu l'occasion de voir de nouveaux faits ; les uns corroborant ce que nous avions déjà vu et où il s'agissait de cas d'hystérie plus ou moins marquée ; d'autres en nombre moins considérable d'un genre tout nouveau, puisqu'on avait affaire à des lésions nerveuses organiques semblables aux deux cas que M. Charcot avait étudiés à la Salpêtrière (voir page 36), trois ans auparavant, et qui sont consignés dans le rapport fait par M. Dumontpallier, à la Société de Biologie.

Nous avons voulu réunir les travaux épars qui ont paru dans ces derniers temps sur ce sujet, les rassembler en un faisceau et exposer les résultats auxquels on est arrivé jusqu'ici. Nous voulons montrer ce que l'on sait sur la valeur de la métalloscopie comme méthode d'investigation scientifique, nous voulons insister aussi sur la valeur thérapeutique externe de ce nouveau genre de médication.

Notre travail sera donc un exposé que nous nous efforcerons de rendre aussi exact que possible de l'état actuel de la métalloscopie et de la métallothérapie.

Nous ne donnerons que des faits et encore commencerons-nous par élaguer ceux qui pourraient donner la moindre prise à la critique, et ne parlerons-nous que des cas qui se sont passés sous les yeux de nos maîtres.

Nous aurons soin surtout de nous défendre de faire une théorie. C'est là un écueil que n'ont pas su éviter la plupart de ceux qui ont abordé la question ; nous rappellerons les leurs et nous nous permettrons même d'en critiquer quelques-unes. Mais la métallothérapie est trop récemment entrée dans le domaine de la science, pour que nous espérions pouvoir en donner la véritable explication. De nouvelles recherches et de nouvelles études permettront peut-être à nos successeurs de se lancer dans cette voie avec l'espoir de trouver la vérité. Pour nous, nous voulons nous rappeler que les théories, en médecine surtout, ont la vie courte ; les faits seuls restent toujours debout.

Le plan de notre travail est bien simple.

Après avoir montré que la croyance à la vertu curative des métaux appliqués sur la peau est de toute antiquité, nous exposerons les travaux de M. Burq et nous dirons quelles ont été les conclusions du rapport de la commission de la Société de Biologie. Depuis ce rapport les faits se sont multipliés ; nous publierons tous ceux que nous avons vus et tous ceux que nous ont communiqués nos maîtres.

Nous étudierons successivement l'action :

1° Des plaques métalliques ;
2° De l'électricité ;
3° De l'aimant,

appliqués aux anesthésies, (*a*) hystériques, (*b*) toxiques, (*c*) organiques.

Nous terminerons par l'examen des diverses théories émises pour expliquer la métallothérapie et par les conclusions que nous croyons pouvoir tirer de nos études sur la question.

CHAPITRE I.

Historique.

La métallothérapie remonte à l'antiquité la plus reculée, et cela n'a rien qui doive nous surprendre. Dès les premiers temps historiques, les métaux ont toujours été considérés comme doués de certaines qualités tantôt bonnes, tantôt mauvaises ; il y avait les métaux nobles et les métaux pas nobles ; de là, à leur attribuer des vertus curatives, il n'y avait qu'un pas, et ce pas c'est en faveur d'une affection nerveuse, qu'on devait le franchir. L'hystérie surtout, ce protée insaisissable, semblait tout indiquée comme devant être le point de départ de ces essais thérapeutiques.

Galien recommandait l'application de plaques de plomb contre les rêves libidineux, et pour amener la résorption des glandes. Selon Mérat, on en faisait fabriquer des ceintures dont on revêtait les femmes dans le but de calmer les ardeurs amoureuses auxquelles elles étaient en proie.

Marcellus Epicurus recommande l'usage des plaques d'or contre la colique, Alexandre de Tralle contre la goutte, et Pierre d'Albano contre les douleurs néphrétiques.

Paracelse et Aetius se servaient de l'aimant en entourant, comme de juste, d'une série de formalités l'emploi de ce remède.

Les armatures en fer aimanté d'Andry et Thouret sont venues à leur tour, et quelques auteurs ont voulu voir la première indication du transfert dans la phrase suivante : « quelquefois on n'a vu succéder à l'application de l'ai-» mant qu'un simple déplacement des douleurs ou des » symptômes qu'on cherchait à combattre. » Il faut avouer en tout cas que nous sommes loin, comme précision, de l'exactitude scientifique que l'on exige aujourd'hui, et il est permis de se demander si c'est bien le transfert tel que nous l'entendons, dont ces auteurs ont voulu parler.

Vers 1770, le père Hehl fit part à Mesmer des résultats qu'il avait obtenus par les armatures. Mesmer y trouva un moyen puissant d'impressionner les personnes nerveuses, mais bientôt il arriva avec des sujets convenables à opérer tout aussi bien sans les accessoires métalliques. De là le début de ce qui fut appelé plus tard Mesmérisme, du nom de l'auteur.

Laennec reprit les plaques d'Andry et Thouret. — Récamier se servit des emplâtres électriques et plusieurs médecins ont expérimenté depuis les armatures, les bagues, les chaînes.

Nous arrivons à **M. Burq.** Ses premières expériences datent de 1849.

« Etant encore sur les bancs de l'Ecole, dit-il, nous avions commencé à nous occuper de l'action des métaux en applications extérieures dans certains cas de névroses, et en 1849 nous poursuivions particulièrement du côté du cuivre, lorsqu'au mois de février une invasion nouvelle du choléra vint nous fournir l'occasion de doter une première fois ce métal de propriétés anti-cholériques fort inattendues et de créer l'une des applications de cette thérapie nouvelle, qui a le nom aujourd'hui dans la science de la métallothérapie. »

Nous n'avons cité ce passage de M. Burq que pour montrer l'origine de la métallothérapie; ce n'est point là le côté de la question qui nous intéresse.

Voici un autre passage qui se trouve reproduit dans la thèse d'agrégation de M. Teissier (1877), et que l'on peut considérer comme le point de départ des études actuelles.

« Une femme étant atteinte d'hémianesthésie hystérique, je lui applique, dit l'auteur, une plaque métallique sur la peau; au bout de quelques minutes, 20 à 30 au plus, la température augmente dans le membre frappé d'anesthésie, la circulation s'y rétablit, et la sensibilité redevient pleine et entière. »

M. Burq trouva dans la suite de ses expériences que ses malades n'étaient impressionnées que par certains métaux et que cette impressionnabilité ne suivait aucune règle, mais était sous la dépendance des idiosyncrasies variables des patients.

Il constata, de plus, que l'administration à l'intérieur des sels et autres préparations métalliques ou des eaux minérales guérissait les malades dont la sensibilité était modifiée par l'application externe des métaux correspondants. C'est là la métallothérapie interne.

La métallothérapie devait nécessairement rencontrer de nombreux ennemis et des détracteurs systématiques, et malgré l'autorité de noms comme ceux de Trousseau, de Nonat, de Michel Lévy, qui le patronnèrent à sa naissance et lui servirent de parrains, M. Burq dut lutter pendant vingt-cinq ans avant d'obtenir pour sa découverte la sanction scientifique d'une réunion savante.

Enfin, au mois d'août 1876, la Société de biologie consentit à nommer une Commission pour étudier la question.

L'histoire de la métallothérapie entre ici dans une nouvelle phase. Ce n'est plus le promoteur de la méthode lui-même qui parle, mais bien les délégués d'une société savante. On pouvait, on devait même suspecter M. Burq de partialité pour son œuvre, dès maintenant plus de méfiance possible.

La commission se composait de MM. le professeur Charcot, Dumontpallier et Luys. Deux rapports furent successivement présentés à la Société : le premier le 14 avril 1877, le second le 10 août 1878.

Nous ne donnerons ici que les conclusions qui terminent ces rapports, car ce sont des jalons dans l'historique de la question. Nous réservons pour un autre chapitre l'exposé des recherches expérimentales qui ont été faites par la commission.

Le premier rapport se termine par des conclusions que nous ne ferons que résumer ici :

Chez des malades hystériques ou hystéro-épileptiques, dont un côté du corps est frappé d'anesthésie générale et d'anesthésie des sens spéciaux, l'application d'un métal peut ramener la sensibilité pour un temps plus ou moins long après chaque expérience.

Il convient d'abord, l'anesthésie ayant été bien constatée, par des moyens qui ne peuvent laisser de doute dans l'esprit, de déterminer quel est le métal qui peut avoir une action spéciale.

Ce métal varie avec les malades et chaque malade a son aptitude métallique spéciale, c'est-à-dire que la sensibilité peut être recouvrée sous l'influence d'un métal déterminé.

La force musculaire mesurée avec un dynamomètre augmente dans une notable proportion, lors de l'application des plaques.

Il y a également élévation de la température et activité plus grande de la circulation capillaire après l'application.

Les sensibilités spéciales sont également favorablement modifiées par les métaux appliqués sur les régions frontale, temporale et mastoïdienne.

Tous les résultats qu'on obtient ainsi sont passagers, sauf dans certains cas spéciaux que nous étudions plus loin.

Le phénomène du *transfert* est un fait expérimental nouveau que la commission a trouvé sans le chercher.

Le second rapport présenté par **M.** Dumontpallier à la Société de biologie au nom de la commission, porte non plus sur la *métalloscopie*, mais sur la *métallothérapie*. Il ne s'agit plus de constater l'action des métaux sur les anesthésies hystériques, mais bien d'en déduire un système de thérapeutique ; ce devait être la confirmation de la seconde loi du docteur Burq à savoir que l'aptitude métallique enseigne quelle est l'aptitude métallique interne ; c'est-à-dire qu'étant connu le métal qui, par son application externe, a modifié la sensibilité et la force musculaire des hystériques, c'est ce même métal qu'il convient de donner à l'intérieur pour guérir les manifestations de la diathèse hystérique.

Les conclusions de ce rapport sont moins explicites que celles du premier. Il y est dit que les malades soumises au traitement interne dont la base métallique avait été indiquée par la métalloscopie *« ont paru retirer un notable avantage de ce traitement »*, et que la commission, s'appuyant sur les faits qu'elle a constatés, croit qu'il y a lieu d'encourager de nouvelles recherches métallothérapiques.

D'ailleurs, nous ferons observer que l'étude de la métallothérapie interne ne rentre pas dans le cadre que nous nous sommes tracé.

CHAPITRE II.

Action des métaux.

Avant d'étudier en détail les effets des trois agents : *métaux, électricité, aimant,* nous voulons montrer quel est le procédé opératoire, le *modus faciendi,* par lequel on fait les explorations métalloscopiques.

Comme exemple, nous supposerons avoir affaire à une femme hystérique, hémianesthésique, à gauche, que l'on se propose de soumettre à l'exploration métalloscopique.

Par hémianesthésie complète, nous entendons la diminution considérable, ou même la perte complète de la sensibilité : cutanée, gustative, auditive, oculaire et odorante. Chez une telle femme on peut, avec une épingle, transpercer un pli de la peau de part en part, sans qu'elle manifeste la moindre sensation douloureuse, et sans qu'il s'écoule de la petite plaie la moindre goutte de sang.

Au point de vue du *goût,* on apprend, en interrogeant la malade, que tous les aliments, de quelque nature qu'ils soient, mis en contact avec tout le côté gauche de la muqueuse buccale, ne réveillent que des sensations de mastic ou de gravier, selon leur consistance. L'expérience commune qui consiste à déposer de la coloquinte sur le côté anesthésié confirme ce que raconte cette malade.

La diminution du sens de l'*ouïe* ne s'accuse pas elle-même. La malade ne s'aperçoit pas de cette perte fonctionnelle, puisque l'oreille, du côté sain, perçoit les sons. M. Gellé a montré, cependant, que l'hémianesthésie s'étendait jusqu'à cet organe. Bien plus, c'est en explorant l'acuité auditive chez une hémianesthésique qu'il a pour la première fois constaté le phénomène du *transfert*.

L'insensibilité de la muqueuse nasale est très-facile à constater ; il suffit de boucher une narine de la malade et d'appliquer à l'autre des substance odoriférantes très-fortes, la malade n'accuse aucune sensation désagréable.

Pour bien faire comprendre ce qu'il faut entendre par la dyschromatopsie et l'achromatopsie hystérique, nous reproduisons ici le compte-rendu d'une des conférences de M. le professeur Charcot, à la Salpêtrière (*Progrès médical*, 19 janvier 1878).

« M. Briquet, on le sait, a depuis longtemps mentionné l'existence de divers phénomènes morbides qui occupent l'œil du côté où siége l'hémianesthésie ; de ce côté la malade voit mal, les objets ne dessinent pas nettement leur image ; les draps du lit et le papier paraissent gris ; les caractères d'un livre ne semblent pas d'un beau noir, et ils sont souvent si peu distincts que les malades ne peuvent pas les lire ; elles voient sur le livre du gris plus foncé sur du gris moins foncé... Lorsque l'anesthésie est portée au dernier degré, elle donne lieu à l'amaurose... »

On doit à M. Galezowski d'avoir montré que ce genre d'amblyopie s'accompagne régulièrement de dyschromatopsie ou d'achromatopsie, c'est-à-dire d'une distinction défectueuse ou absolument nulle des couleurs.

Il est remarquable que cette perversion du sens de la vue, en ce qui concerne la notion des couleurs, s'opère

suivant certaines règles, certaines lois, que **M.** Landolt
(*Leçons sur le diagnostic des maladies des yeux*, p. 115)
a bien fait connaître à la suite de recherches entreprises
sur les malades du service de M. Charcot.

A l'état normal, toutes les parties du champ visuel ne
sont pas également aptes à percevoir les couleurs. Il est
des couleurs pour lesquelles le champ visuel est physiolo-
giquement plus étendu que pour d'autres, et ces différences
se reproduisent chez tous les sujets à peu près, suivant la
même règle pour chaque couleur. Ainsi, dans la grande
majorité des cas, c'est pour le bleu que le champ visuel
est le plus vaste ; viennent ensuite le jaune, puis l'orangé,
le rouge, le vert ; enfin, le violet n'est perçu que par les
parties les plus centrales de la rétine.

Dans l'amblyopie hystérique, ces caractères de l'état
normal se montrent en quelque sorte exagérés à des degrés variés. Là, en effet, les divers cercles qui correspon-
dent dans l'exploration par la méthode de M. Landolt, aux
limites de la vision pour chaque couleur, se rétrécissent
concentriquement, d'une façon plus ou moins accentuée,
suivant la loi reconnue pour l'état normal. On comprend
sans peine, d'après cela, les nombreuses combinaisons qui
pourront se produire dans les cas d'hystérie où ce genre
d'amblyopie sera parvenu à un haut degré.

Le cercle du violet — couleur *centrale* par excellence —
pourra se rétrécir jusqu'à devenir nul, et la malade, distinguant nettement toutes les autres couleurs, sera incapa-
ble de nommer le violet ; puis, la maladie progressant,
ce sera le tour du vert — autre couleur *centrale* — puis
le tour du rouge, de l'orangé. Le jaune et le bleu —
couleurs *périphériques* — continueront à être perçues
jusqu'à la fin. Ce sont, en effet, l'observation le démontre,

les deux couleurs dont la sensation, dans l'amblyopie hystérique, se conserve le plus longtemps. Il y a, cependant, on pouvait s'y attendre, des exceptions à la règle commune, en ce sens que certains malades et le cas n'est pas très-rare, M. Charcot s'en est assuré encore tout récemment, persistent à voir le rouge alors que la notion du jaune et même du bleu s'est déjà éteinte ; mais on peut, quant à présent, dit M. Charcot, considérer comme une règle absolue que les couleurs *centrales*, le vert et le violet, ce dernier surtout, cessent d'être perçues avant que la notion du rouge et des autres couleurs disparaisse.

A un degré plus élevé encore de l'amblyopie hystérique, il peut se faire que toutes les couleurs cessent d'être perçues absolument, la notion de la forme étant conservée, et alors les objets n'apparaissent plus en quelque sorte aux yeux de la malade que sous l'aspect où ils se présentent dans une peinture grise en « camaïeu » ou dans une aquarelle à la « sépia. » Enfin, au dernier terme l'amblyopie hystérique peut faire place — le cas est assez rare — à une véritable amaurose.

Ces altérations chromatiques du champ visuel se manifestent principalement, comme on l'a dit, dans l'œil correspondant au côté hémianesthésié ; mais il est habituel que le champ visuel pour les couleurs se montre en même temps rétréci, à un degré beaucoup moindre, il est vrai, dans l'œil du côté opposé. C'est pourquoi il n'est pas très-rare de rencontrer des hystériques qui, ne distinguant de l'œil gauche, par exemple, répondant au côté hémianesthésié, que les couleurs périphériques, à savoir le jaune et le bleu, auraient perdu seulement pour l'œil du côté opposé, la notion des couleurs centrales, à savoir, au premier chef le violet, puis le vert. On comprend théoriquement l'existence d'une foule d'autres combinaisons fondées sur le même principe, et ces combinaisons trouvent chaque jour leur réalisation dans la clinique.

Il est bien entendu que ces troubles visuels de l'hystérie sont tous fonctionnels et qu'ils ne s'accompagnent dans le fond de l'œil d'aucune altération visible à l'ophthalmoscope. La pupille et la rétine sont dans des conditions tout à fait normales. L'examen comparatif du fond de l'œil des deux côtés ne dénote même aucune différence appréciable dans la vascularisation des parties.

Il faut ajouter que cet ensemble de symptômes peut présenter la même *mobilité classique* que les autres *manifestations locales* de la diathèse hystérique, et comme celles-ci se montrer et disparaître soudainement, ou au contraire s'établir à l'état de phénomène persistant.

Ainsi, par exemple, la dyschromatopsie préexistante et plus ou moins permanente chez telle ou telle malade fera place chez celle-ci, tout à coup, à l'achromatopsie complète dans le temps où, placée sous le coup de l'aura prémonitoire, elle est menacée d'une attaque convulsive, et disparaîtra après l'attaque aussi vite qu'elle s'était produite. Une amaurose absolue portant sur les deux yeux pourra aussi s'établir momentanément à la suite de l'attaque (Observ. de Ler... dans les *Recherches cliniques et thérapeutiques sur l'épilepsie et l'hystérie*, par Bourneville p. 137 et 146) en même temps que l'anesthésie, dépassant ses limites habituelles aura envahi toute l'étendue du corps. Il peut également arriver que l'amaurose monoculaire ou la cécité complète se développera spontanément, brusquement ou progressivement sans avoir été précédée par l'orage convulsif. (Observ. de Marc... *Iconographie photographique de la Salpêtrière*, p. 129 et 151.) En

somme, ainsi qu'on l'a fait pressentir, l'amaurose complète, portant sur les deux yeux est dans l'hystérie un fait
relativement rare. Briquet ne l'a rencontrée que trois fois.
Il cite comme des faits exceptionnels les cas relatés par
Pomme, Allégre, Landouzy. M. Charcot ne l'a guère
observée plus souvent que M. Briquet. Au contraire, la
dyschromatopsie, l'achromatopsie et même l'amaurose
complète d'un œil, celui qui correspond au côté où siègent
l'hémianesthésie et l'ovarie sont des phénomènes en pa-
reils cas vulgaires.

Une combinaison très-intéressante au point de vue clinique et que M. Charcot a rencontrée plusieurs fois est la
suivante : La malade présente d'un côté, le droit, par
exemple, seulement un peu d'analgésie sur le tronc et les
membres tandis que sur la face du même côté l'anesthésie
est très marquée, complète. En même temps l'achromatopsie est absolue pour les deux yeux ou tout au plus la
malade perçoit-elle de l'œil gauche, et encore seulement
par moments les couleurs périphériques, à savoir le bleu
et le jaune. Cette combinaison s'est présentée entre autres
d'une facon très-nette chez une jeune malade adressée à
M. Charcot par le docteur Fieuzal. Dans ces cas, le rétrécissement, en quelque sorte normal dans l'espèce, du
champ visuel pour les couleurs de l'œil relativement sain
s'est exagéré, comme on le voit au point, — et c'est en
cela que l'anomalie consiste — d'égaler presque le rétrécissement de l'œil primitivement et principalement affecté.
Cette anomalie montre, si on peut ainsi dire, la voie pour
l'interprétation de certaines amauroses hystériques dans
lesquelles l'existence de l'hémianesthésie et de quelques
autres symptômes permanents fondamentaux de la diathèse feraient défaut ou seraient peu accentués

Ces troubles oculaires chez les hystériques ont suggéré à notre cher ami et collègue le professeur P. Regnard des recherches très-intéressantes sur la nature de l'achromatopsie dont nous venons de parler. Il s'est demandé si, en prenant par exemple un malade qui verrait une lumière rouge mais n'apercevrait pas la lumière verte, il serait possible, en lui présentant ensemble ces deux lumières réunies, de reconstituer pour lui la lumière blanche, comme cela a lieu pour les individus sains.

Ces recherches ont été l'occasion d'une communication qu'il a faite à la *Société de Biologie*, le 26 janvier 1878.

« L'importance théorique de cette recherche, » dit-il, « se comprend immédiatement. Si vraiment les rayons verts sont tout à fait sans action sur les achromatopsiques hystériques, ces malades devront voir uniquement du rouge lorsqu'on lancera simultanément ou successivement dans leur œil des rayons verts et des rayons rouges provenant de sources différentes.

Ils ne devront pas réunir les deux couleurs complémentaires et reconstituer le blanc.

Or il n'en est pas précisément ainsi : dans les conditions que nous avons indiquées, les malades recomposent très-bien la lumière et nous le démontrons par les deux ordres d'expériences qui suivent.

1° Nous nous sommes servis tout d'abord des disques de Newton. On sait qu'en ménageant convenablement sur un disque des secteurs rouges et des secteurs verts dans la proportion voulue et placés les uns après les autres on amène le disque à paraître blanc quand on le fait tourner rapidement. Cela tient à ce que les couleurs sont amenées successivement et que, l'impression de la première durant encore quand arrive la seconde, le résultat est le même que

si les deux couleurs étaient superposées, et la recomposi-
tion du blanc a lieu.

Un pareil disque (rouge et vert) étant présenté à une
achromatopsique, elle déclare qu'il est rouge et blanc.
Mais dès que le disque est en mouvement elle dit qu'il est
blanc-grisâtre. Elle recompose donc le blanc avec les deux
couleurs complémentaires. Elle fait du blanc avec du rouge
qu'elle voit et du vert qu'elle ne voit pas. La lumière
verte n'est donc pas aperçue par la malade, mais elle est
perçue, puisque, ajoutée au rouge, elle reproduit le blanc.
La contre-épreuve se fait en prenant un disque rouge et
blanc et en le présentant à la malade à côté du disque
rouge et vert. L'achromatopsique les déclare l'un et l'autre
identiques.

Mais dès que le disque rouge et blanc est en mouvement elle le déclare rouge pâle, ce qui est la vérité, tandis
que le rouge et vert lui paraît grisâtre, ce qui est également
vrai. La malade, qui ne faisait pas de différence entre les
deux disques au repos, et qui en cela se trompait, ne se
trompe donc plus dès qu'ils sont en rotation.

2° Il est possible de construire des lunettes dont un des
verres est rouge et l'autre est vert. Lorsqu'on place un
pareil instrument devant ses yeux, la lumière qui est perçue n'est ni rouge ni verte, elle est recomposée, elle est
blanche. Présentons un pareil lorgnon à une achromatopsique en ayant soin de mettre le verre vert du côté de l'œil
qui ne voit pas cette couleur. Si la lumière verte est sans
action sur la malade elle ne devra voir que des rayons rouges et les objets environnants lui paraîtront de cette teinte.
Or il n'en est rien et la malade recompose encore la lumière
blanche comme si son œil était normal.

Ainsi les rayons verts dans toutes ces expériences n'ont

pas été vus, mais ils ont été perçus. La rétine a reçu leur impression puisque, ajoutés aux rayons rouges, ils ont donné du blanc. La malade a reconstitué la lumière avec une couleur qu'elle voyait et une autre qu'elle ne voyait pas.

Cela ne s'accorde guère avec la théorie de Yung qui voudrait que, dans la rétine, il existât des bâtonnets destinés à la perception spéciale du vert et que l'achromatopsie du vert résultât de la paralysie complète de ces bâtonnets. Si vraiment les bâtonnets du vert étaient paralysés, l'addition des rayons rouges dans les expériences ci-dessus décrites n'auraient pas amené la perception du blanc, le rouge seul aurait été vu, les bâtonnets du rouge étant seuls en bon état. Il nous semble plus logique de croire que la rétine dans l'achromatopsie hystérique est saine et que le défaut physiologique qui cause l'erreur visuelle est plus loin dans le centre perceptif. Quand la vibration verte arrive à ce centre elle n'est pas *jugée,* mais elle agit néanmoins et la preuve, c'est qu'ajoutée à la vibration rouge, elle donne la perception du blanc.

L'achromatopsie serait donc selon nous une lésion centrale et non une lésion rétinienne, ce qui d'ailleurs est en rapport avec tout ce que l'on sait actuellement sur l'hystérie.»

Avant d'en finir avec ces désordres de la vue, nous désirons rappeler, quoique cela sorte un peu de notre cadre, l'analogie que présente l'achromatopsie hystérique accompagnant une hémianesthésie avec certains cas d'achromatopsie (sans lésion du fond de l'œil) également accompagnée d'hémianesthésie dans quelques cas rares d'hémorrhagie cérébrale.

M. Vulpian disait (*Archiv. de Physiol.*, 1875) : «On peut se demander si dans le cas d'hémianesthésie hystérique où l'on voit la faradisation du membre supérieur insensible réveiller la sensibilité non-seulement dans ce membre mais aussi dans le membre inférieur du même côté (Briquet), la modification à laquelle est due l'anesthésie de toute une moitié du corps ne porte pas sur la région des centres nerveux où siégent les lésions (hémorrhagie-ramollissement) qui produisent l'hémiplégie accompagnée de l'hémianesthésie. »

M. Charcot, dans ses *Leçons sur les localisations dans les maladies du cerveau,* dit qu'une lésion portant sur les deux tiers antérieurs de la capsule interne, région où ce tractus blanc sépare l'extrémité antérieure du noyau lenticulaire de la tête du noyau caudé, et qui appartient au domaine de l'artère lenticulo-striée, la paralysie portera exclusivement sur le mouvement ; aucun trouble durable de la sensibilité ne viendra s'y adjoindre.

Si, au contraire, ayant envahi le domaine des artères lenticulo-optiques, la lésion porte sur le tiers *postérieur* de la capsule dans la région où celle-ci passe entre l'extrémité postérieure du noyau lenticulaire et la couche optique, la présence de l'hémianesthésie cérébrale sera, pour ainsi dire, chose fatale. Le plus souvent, la lésion siégeant en quelque sorte sur un terrain mixte, la paralysie du sentiment s'accompagnera d'une hémiplégie motrice plus ou moins accentuée. Mais il peut arriver que l'hémianesthésie cérébrale se présente isolée, du moins à titre de phénomène permanent, dans le cas, par exemple, où les parties les plus reculées, les plus postérieures de la capsule interne seraient seules altérées d'une façon définitive.

Le tableau clinique de l'hémianesthésie cérébrale, comme l'appelle M. Charcot, est absolument identique à celui de l'hémianesthésie hystérique. Cette ressemblance s'étend non-seulement à la sensibilité générale, mais aussi à la sensibilité spéciale.

A ne considérer que l'amblyopie, on retrouve dans plusieurs cas de foyer du cerveau, accompagnée d'hémianesthésie croisée, absolument la même série de phénomènes que nous avons étudiés plus haut à propos de l'achromatopsie hystérique : même diminution de l'acuité visuelle, même rétrécissement concentrique et général du champ visuel pour les couleurs, même absence de lésions pathognomoniques du fond de l'œil appréciables à l'ophthalmoscope. — C'est là, comme le dit M. Charcot lui-même, une proposition grosse de conséquences, c'est peut-être le premier jalon dans la voie de la découverte du siége et de la nature de certains troubles hystériques et par là de l'hystérie elle-même.

Il est temps de revenir à notre supposée malade, voici comment on procédera et les résultats que l'on obtiendra. Nous supposons toujours un cas type.

Après s'être bien assuré, comme nous venons de le dire, de l'hémianesthésie complète, on prendra une ou plusieurs (3 ou 4) plaques du métal, supposé connu, auquel la malade est sensible ; on les appliquera au moyen d'une bande ou d'une ficelle sur un point quelconque de la surface cutanée, la partie moyenne de l'avant-bras, par exemple, naturellement *du côté insensible*.

Au bout de quelques minutes, la malade racontera qu'elle éprouve une sensation de chaleur, de chatouillement, de démangeaison au niveau des plaques. En soulevant chacune d'elles, on constate qu'à leur niveau la peau est rouge, congestionnée. Bientôt, à une certaine distance de la plaque, on constate des phénomènes de dysesthésie, c'est-à-dire que le retour de la sensibilité est incomplet.

Si, à ce moment, on fait une piqûre avec la pointe d'une épingle au-dessous de la plaque, immédiatement la malade accuse une sensation de douleur, et une goutte de sang vient marquer l'endroit de la piqûre.

Quelques minutes plus tard on pourra constater que la sensibilité s'est propagée à partir des plaques sur une surface plus ou moins considérable, une dizaine de centimètres carrés, par exemple. En attendant encore, cette surface sensible augmente d'étendue. Un thermomètre fixé dans la main gauche accuse en même temps une ascension de la température.

Si, à ce moment, on choisit sur l'avant-bras du côté opposé (c'est-à-dire le côté qui, avant l'expérience, avait une sensibilité normale) la région exactement correspondante à celle que recouvrent les plaques, on constate que la sensibilité a absolument disparu et qu'il ne se fait plus d'écoulement sanguin quand on vient à piquer cette région : c'est là le phénomène du *transfert*.

Revenons aux plaques et voyons jusqu'où s'est faite l'extension de la sensibilité. La règle est que les plaques n'agissent que sur une étendue peu considérable, tout l'avant-bras et la main, par exemple. Nous verrons plus loin qu'il ne manque pas d'exceptions à cette règle, c'est-à-dire des cas où seulement quelques plaques suffisent pour ramener la sensibilité dans toute la moitié anesthésiée du corps.

Mais, dans les cas ordinaires, pour obtenir le retour complet de la sensibilité, il faut appliquer des plaques nombreuses sur divers points du corps.

Pour faire recouvrer à la malade les sensibilités spéciales, il faut poser le métal sur l'organe dont on s'occupe ou dans son voisinage.

Une plaque mise sur la moitié anesthésique de la langue ou même seulement sur le cou ramène la sensibilité gustative.

Pour l'odorat, on les met sur les ailes du nez.

Pour agir sur l'achromatopsie, on dispose les plaques autour de l'orbite sur le front ou sur la région temporale. Que se passe-t-il alors ? Au bout de quelques minutes, l'œil du côté malade qui ne voyait dans toutes les couleurs que des nuances diverses de gris, commence à percevoir le bleu (ou le rouge selon les malades), quelques minutes après le jaune, puis le vert, et enfin le violet. Quand on met devant l'œil soumis aux expériences des carrés de papier coloré pour étudier ce phénomène, la malade commence par apercevoir la couleur aux quatre coins du papier, le centre restant gris, puis il se forme un cercle coloré qui gagne en étendue vers le centre jusqu'à ce que le morceau de papier tout entier se présente à elle avec sa véritable couleur.

Que constatons-nous dans l'œil opposé ? Ici comme à la surface cutanée, il y a eu transfert, et comme on pouvait le prévoir, le transfert s'est fait par degrés, c'est-à-dire que chaque couleur que la malade recouvrait dans le côté gauche (supposé anesthésié) était aussitôt perdue dans l'œil droit ; elles disparaissent toutes dans l'œil droit (sain) dans un ordre inverse de celui où elles apparaissent dans l'œil malade. En un mot, l'ordre d'apparition et de disparition des couleurs et le transfert suit chez les hystériques l'ordre de l'étendue du champ visuel pour les diverses couleurs à l'état normal, tel que l'a établi M. Landolt.

Rien, nous le savons, n'est aussi peu stable que les divers phénomènes que l'on observe chez les hystériques. La première question que nous devons donc nous poser c'est de savoir si le retour de la sensibilité ou le transfert (quand il a lieu) sous l'influence des plaques métalliques, est permanent, si nous avons là une guérison définitive des troubles de la sensibilité. Malheureusement non, les applications métalliques ne guérissent pas l'hémianesthésie hystérique, et une fois les plaques enlevées, les troubles reparaissent. Bien plus, le rétablissement de la sensibilité au niveau des plaques, ou le transfert, ne persiste pas au même degré tout le temps que les plaques restent en place.

Nous avons à faire connaître ici une nouvelle particularité très-intéressante en ce qu'elle a été le point de départ de nombreuses erreurs.

Supposons que nous sommes toujours en face de notre même malade. La sensibilité est revenue du côté gauche sous l'influence des plaques, et le transfert a eu lieu, et il se trouve qu'en ce moment, elle est hémianesthésiée à droite. Laissez les plaques en place, et au bout de quelques minutes, explorez la région qu'elles recouvrent : plus de sensibilité, l'hémianesthésie primitive est revenue ; immédiatement vous explorez la région symétrique de l'autre côté, elle est sensible ; vous attendez quelques minutes encore, vous explorez, vous trouvez anesthésie à droite, transfert à gauche ; et ainsi de suite plusieurs fois jusqu'à ce que l'hémianesthésie reprenne sa place primitive à gauche. Ce sont des *oscillations* de la sensibilité très-importantes à connaître. En effet, supposons que l'on explore un avant-bras auquel on a adapté des plaques, s'il arrive qu'on recherche l'état de la sensibilité pendant un de ces moments d'oscillation, on se sera involontairement trompé sur l'action véritable du métal. Un métal auquel la malade est très-sensible pourra être jugé comme n'ayant aucune action. Nous sommes convaincus que ces oscillations ont été la cause de grandes erreurs d'interprétation dans plusieurs faits métalloscopiques.

Il nous reste à dire quelques mots sur un autre phénomène qui fait partie des expériences métalloscopiques. L'effet normal des plaques métalliques est empêché par la superposition de certaines substances et généralement celle d'un autre métal. Ce fait, signalé depuis longtemps par M. Burq, a été négligé à cause, sans doute, de son apparente bizarrerie.

M. Vigouroux a pu étudier ce côté de la question métalloscopique dans le service de M. Charcot. Voici quelques expériences qu'il fit :

Sur une malade hémianesthésique chez laquelle l'or ramène la sensibilité avec une extrême rapidité, il appliqua une pièce d'or et par-dessus une pièce d'argent. L'anesthésie ne fut pas modifiée quelque temps qu'on fît durer l'application des deux pièces ; on enleva la pièce d'argent, la sensibilité apparut presque immédiatement. Chose remarquable : cette action d'arrêt, la pièce d'argent l'exerce à n'importe quel moment du phénomène. Ainsi, lorsque la sensibilité est revenue, si on laissait les choses suivre leur cours, elle disparaîtrait bientôt pour faire place à ce que M. Burq appelle anesthésie de retour. Mais si on remet la pièce d'argent, la sensibilité se trouve en quelque sorte fixée et persiste aussi longtemps qu'on laisse la pièce. Celle-ci, malgré l'action de l'or, a donc déterminé d'abord la persistance de l'anesthésie, ensuite la persistance de la sensibilité ; *elle immobilise le phénomène dans la phase où il se trouve.*

Des expériences semblables faites sur cinq autres malades hystéro-épileptiques sensibles à l'or, au cuivre et au zinc, respectivement, ont donné le même résultat. Il a suffi invariablement de recouvrir le métal actif d'un autre métal pour le rendre inerte.

Il est intéressant de rapprocher de ces faits l'observation de la nommée Gl... (voir page 27). Nous disons qu'elle est sensible au fer et à l'étain. Voici comment M. Vigouroux a été amené à trouver l'idiosyncrasie double de cette malade. Il remarqua que, du côté où elle était hémianesthésique, le doigt, sur lequel elle avait l'habitude de mettre son dé à coudre, présentait une sensibilité parfaitement normale. Or, ce dé était en fer recouvert d'une feuille d'étain ; d'après les principes métalloscopiques, cette malade devait donc être sensible non-seulement au fer, mais aussi à l'étain, sans quoi, si elle n'avait été sensible qu'à l'un des deux métaux, le retour de la sensibilité ne se serait pas produit d'après ce que nous venons de dire de la fixation du phénomène. On essaya l'action de ces deux métaux, fer et étain, successivement, et, en effet, on constata que tous deux ramenaient la sensibilité du côté anesthésié.

M. Dumontpallier, qui avait assisté à toutes ces séances, suggéra une autre idée et proposa qu'au lieu de superposer les plaques de métal différent, on les posât toutes deux sur la peau à une certaine distance l'une de l'autre. L'influence d'arrêt eut lieu encore non-seulement quand les pièces étaient sur le même membre assez éloignées l'une de l'autre, mais, dans un cas, elle a paru s'exercer d'un côté à l'autre du corps.

Nous avons supposé connu le métal qui est capable chez une certaine malade de produire les divers phénomènes que nous venons de décrire. Mais comment arriver à la connaissance du métal auquel telle ou telle malade sera sensible. Le procédé est des plus simples et se devine.

Etant donnée une femme hémianesthésique, il suffit de fixer *successivement* sur différentes parties anesthésiques des plaques de métaux différents. Alors, après 10, 15, 20 minutes d'application, l'exploration au niveau des plaques métalliques permet de reconnaître que la sensibilité à la piqûre, au contact, à la température, n'est revenue qu'en un point. Chez telle malade, la sensibilité reparaît là où a été appliqué le métal or; chez telle autre malade, la même expérience permet de constater que la sensibilité a été recouvrée sous l'influence locale du cuivre. Ces expériences doivent être répétées plusieurs fois et à des époques éloignées de deux, trois ou quatre jours. C'est alors qu'on a l'idiosyncrasie physiologique de la malade.

Il est rare qu'une malade ne soit sensible qu'à un seul métal, et un autre fait digne d'être noté, c'est que l'idiosyncrasie d'une malade peut changer au bout d'un certain temps. La nommée Gl...., du service de M. Charcot, a commencé par être sensible à l'or. Plus tard, elle n'était plus sensible à l'or, mais elle le devint pour les deux métaux fer et étain.

Marcil...... est sensible à l'or et au cuivre. — Witt.... a commencé par être sensible à l'or, puis a perdu cette sensibilité; elle ne l'est plus qu'à l'aimant. — Vand..... est sensible au zinc et au platine. — Bar..., sur qui nous reviendrons, est sensible à tous les métaux. — Angèle, sensible à l'or et au zinc. — Bucq..., à l'or.

Pour les observations complètes de ces malades du service de M. Charcot, nous renvoyons au bel ouvrage de MM. Bourneville et Regnard : *Iconographie photographique de la Salpêtrière.*

Dans les trois observations qui suivent, nous avons de nouveaux exemples de l'action de la métallothérapie externe sur les anesthésies de nature hystérique. Dans un des cas, il y a eu transfert ; dans un autre, il n'y en a pas eu ; dans le troisième, on ne donne pas de renseignements à ce sujet. Ces observations ont été recueillies dans le service de M. Dumontpallier, à la Pitié, par mon ami et collègue Boussi.

OBSERVATION I.

Hémianesthésie hystérique guérie par des plaques métalliques.—
Transfert.

La nommée A., âgée de 29 ans, blanchisseuse, entre dans le service de M. DUMONTPALLIER le 26 avril 1878. N'a jamais eu de maladie antérieure grave, a été réglée à 18 ans. A eu un enfant, mère morte hydropique, père succombé à suette miliaire.

Depuis douze jours est mal en train. Estomac dérangé, diarrhée, surtout grande faiblesse et lassitude plus marquée dans tout le côté gauche du corps ; elle laisse tomber tout ce qu'elle prend dans ses mains. Légères douleurs dans l'épaule et le bras gauches. Névralgie intercostale dans trois derniers espaces.

Hyperesthésie ovarienne à gauche à la moindre pression.

Hémianesthésie cutanée de tout le côté gauche, s'arrêtant très-nettement au niveau de la ligne blanche.

Goût presque aboli à gauche, la coloquinte ne provoque qu'une sensation de tact tandis qu'à droite l'amertume est très-nettement perçue.

Odorat moins atteint ; cependant l'éther est moins bien perçu à gauche qu'à droite.

Vision affaiblie à gauche, la malade lit difficilement avec cet œil, et même elle lit moins facilement avec les deux yeux qu'avec l'œil droit seul. Aussi pour lire se couche-t-elle sur le côté gauche en cachant ainsi instinctivement son œil gauche, pour ne se servir que du droit. Elle voit bien toutes les couleurs.

Ouïe ; l'oreille gauche n'entend presque pas le tic-tac de la montre appliquée, tandis qu'à droite ce bruit est perçu à une distance de 0 m. 50 c.

La force musculaire mesurée avec le dynamomètre de M. Burq donne :

Main droite 36 kilos.
Main gauche 22 kilos.

Intelligence intacte.
Sommeil léger.

On donne à cette malade un ipéca pour faire disparaître le léger embarras gastrique dont elle se plaint et aussi pour voir si
les troubles de la sensibilité ne sont pas sous la dépendance de
cet état gastrique.

Le lendemain l'embarras gastrique a disparu: l'hémianesthésie
persiste. Le 3 mai rien de nouveau, si ce n'est l'affaiblissement
progressif de la force musculaire à gauche :

> Main droite 30 kilos.
> Main gauche 17 kilos.

6 mai. On applique des plaques d'or sur le bras gauche : au
bout d'un quart d'heure fourmillement et sueur dans la main correspondante : la sensibilité reparaît d'abord sous les plaques et
s'étend rapidement dans tout le segment inférieur du membre.

Il y a anesthésie de transfert à droite. Le soir on lui enlève
les plaques ; l'anesthésie revient peu à peu ; on essaie successivement des plaques de fer, de cuivre et d'argent, sans rien obtenir.

Le 8 mai, nouvelle application de plaques d'or, retour de la sensibilité.

La malade lit aussi bien d'un œil que de l'autre. Elle perçoit le
goût de la coloquinte à gauche.

A droite, elle sent moins qu'au niveau des plaques à gauche. Il
y a un certain degré d'anesthésie de transfert. La douleur de
l'épaule a entièrement disparu. Force musculaire :

> A droite 30 kilos.
> A gauche 29 kilos.

Dans les jours suivants on fait à la malade des injections sous-
cutanées d'or. Le 24 mai, l'ouïe est revenue à gauche ; pas de
transfert.

Cette amélioration de tous les symptômes d'anesthésie persiste
jusqu'à la sortie de l'hôpital le 16 juin.

OBSERVATION II.

*Hémianesthésie hystérique. — Application des plaques. —
Guérison.*

Reine P....., entre le 7 mars 1878, service de M. DUMONTPALLIER.
Blonde, âgée de 20 ans, polisseuse sur or. Plusieurs de ses frères
et sœurs sont morts de la poitrine. Etant jeune a eu la chorée et

la variole. A l'âge de 7 ans eut une frayeur : un chien se jeta sur elle. Première attaque. Depuis ce moment elle en a très-souvent, à la moindre contrariété ou quand on lui fait une observation. Pendant l'attaque elle est agitée de petits tremblements de la main et du pied gauche, elle tombe, mais elle a le temps de choisir l'endroit de sa chute. Elle ne pousse pas de cris, et il n'y a pas perte de connaissance. Les doigts sont fléchis, les dents serrées, la bouche se remplit d'une mousse quelquefois sangui-nolente. Elle urine abondamment et l'accès se termine par des larmes. Disparition des attaques vers l'âge de 11 ans. Elles reparaissent deux ans plus tard au moment de l'établissement des règles. Depuis cette époque fréquentes sensations de crampes et d'engourdissement dans les jambes ; météorisme passager ; dysphagie avec sensation de boule ; pas de douleur ovarique règles peu abondantes, flueurs blanches.

La dernière attaque est survenue parce qu'elle avait appris que son amant l'abandonnait pour se marier. Ses accès durèrent de midi à onze heures du soir. Le côté gauche devint complètement insensible et paralysé ; il y eut perte de la parole ; au bout de quelque temps elle la recouvra, puis au bout de deux heures la perdit de nouveau.

A son entrée dans le service on constate une paralysie complète du membre supérieur gauche et incomplète du membre inférieur du même côté. Les doigts sont dans l'extension forcée ; on n'arrive que difficilement à fléchir l'avant-bras sur le bras ; le membre inférieur est dans l'extension et oppose une grande résistance au mouvement de flexion sur la cuisse. Il y a perte complète de toutes les sensibilités : (douleur, chaleur, forme des corps). La moitié gauche de la langue est également insensible au point qu'on peut la traverser avec une épingle ; il y a également ment perte de l'odorat et de l'ouïe à gauche. Diplopie, pas d'achromatopsie. L'hémianesthésie est parfaitement limitée par une ligne séparant le sternum en deux parties égales.

Quelques jours plus tard, à quatre heures du soir on applique sur l'avant-bras gauche quatre plaquettes d'or ; au bout de deux minutes la peau de la main et de l'avant-bras deviennent rouges, et la sensibilité se réveille au niveau des plaques. Au bout de cinq minutes la sensibilité est entièrement revenue dans la main, la malade put remuer les doigts, et la main reprit tous ses mouvements. A quatre heures vingt minutes la motilité était entièrement revenue dans tout le membre supérieur. En même temps la sensibilité était revenue dans la cuisse gauche jusqu'au niveau du pubis ; à 4 h. 23 m. la peau du thorax reprit sa sensibilité et deux minutes plus tard elle s'étendait également à la jambe malade. La diplopie avait disparu. La langue était toujours insensible à gauche, mais la malade pouvait avaler plus facilement. Ce ne fut qu'à cinq heures que la peau du ventre reprit sa sensibilité. A six heures, la malade recouvra l'odorat et le goût. A sept heures, elle put marcher quoique sa jambe fût encore un peu roide. L'ouïe n'était que peu amélioréc. On laissa les plaques en place toute la nuit.

Le lendemain matin la malade était dans le même état ; elle ne parle encore que difficilement, mais se fait comprendre. Ce qu'on avait gagné du côté de la sensibilité générale a persisté. On retire les plaques.

Le soir on constate une légère insensibilité et parésie dans tout le côté gauche.

Le lendemain matin réapplication des plaques au-dessus du genou : retour de la sensibilité. Néanmoins cette sensibilité est toujours moindre qu'à droite. Il faut noter que la malade se plaignait que l'application des plaques lui donnait toujours envie de dormir.

Elle sort le 13 mars traînant encore un peu la jambe, ayant encore de la névralgie intercostale et la sensation de boule, mais entièrement guérie de sa céphalalgie et des symptômes d'anesthésie générale et spéciale.

Observation III.

Anesthésie hystérique localisée.— Achromatopsie.— Guérison par la métallothérapie externe, pas de transfert.

Angèle D....., âgée de 21 ans, modiste, entre le 12 novembre 1878 à la Pitié, service de M. Dumontpallier. Est atteinte de vaginite et de végétations de la vulve. Insensibilité complète du membre supérieur gauche avec achromatopsie du même côté. Application de quatre plaquettes d'or sur l'avant-bras malade. La sensibilité revient au bout de quelques heures et persiste jusqu'à la sortie de l'hôpital. Pas de transfert. L'application de plaquettes d'or sur le front fait disparaître l'achromatopsie au bout de quelques jours.

Comme antécédents cette malade avait eu de nombreuses attaques de nerfs sans perte de connaissance qui s'étaient montrées à la suite d'un vif chagrin cinq ans auparavant. Elle présentait quelques cicatrices strumeuses au cou.

La malade entre dans le service de M. Constantin Paul en mars 1879, atteinte de tuberculose aiguë. M. Boussi constate que *la sensibilité du bras gauche était intacte* et qu'*il n'y avait plus d'achromatopsie*. La guérison s'était maintenue depuis l'application des plaques d'or.

L'observation suivante est de M. Fieuzal. Elle a paru dans le *Progrès médical* du 4 janvier 1879.

OBSERVATION IV.

Amblyopie hystérique double sans accès convulsifs. — Analgésie et anesthésie de toute la moitié droite, et plus tard de l'autre moitié du corps. — Dyschromatopsie ; insuffisance des droits internes, métalloscopie. — Guérison par la métallothérapie interne et externe.

Mademoiselle M..., 17 ans, mercière, n° 9, 571, se présente à la Clinique, le 12 août 1877, pour une fatigue de la vue qui ne lui permet plus depuis quelque temps de se livrer à son travail habituel. Elle a les apparences d'une bonne santé, n'a pas eu de maladie grave et ne sait à quoi rapporter ce changement dans sa vision. Elle avait, nous a-t-elle appris plus tard, l'habitude de prendre beaucoup de café, ainsi il lui arrivait régulièrement, en compagnie de quelques camarades d'atelier, d'en boire quatre ou cinq tasses par jour, quelquefois davantage. Elle dit être bien réglée et ne rien éprouver de ce côté. En l'absence de lésion ophthalmoscopique, et en présence de la diminution de l'acuité visuelle, le diagnostic amblyopie chloro-anémique, avec aniso-métropie hypermétropique et asthénopie accommodative est ins-crit sur le registre.

Pour l'o. d, S = 2/3, avec + 0,75 D (ancien + 48) S = 2/3 ; pour l'o. g. S = 2/3 avec + 1 D (ancien 36) S = 2/3. Après para-lysie de l'accommodation on trouve pour l'o. g. H = 1 D et pour l'o. d. H = 1,25 D, sans amélioration de l'acuité visuelle qui est réduite à 2/3. Le champ visuel est intact ; il y a dyschromatopsie pour le violet et pour le vert, et une légère insuffisance des mus-cles droits internes qui lui occasionne une diplopie assez gênante. Quelques mouvements choréiformes se remarquent dans les muscles de la face.

Au bout de quelques semaines, l'examen de la malade nous a fait découvrir une diminution notable de la sensibilité sensorielle : le goût, l'ouïe et l'odorat se montrent pervertis et bientôt même abolis en partie, présentant des phénomènes de même ordre que l'organe de la vision ; l'œil droit se prend pendant quelques jours de nystagmus horizontal et on peut noter à ce moment sur l'o. g. une hypérémie papillaire qui persiste pendant quelques semaines et qui tranche avec la pâleur de la papille droite. Ce-pendant la vision diminue de plus en plus, et le 22 juin, elle est réduite à $\frac{20}{100}$ pour l'o g. et à $\frac{10}{100}$ pour l'o. d. Si bien que la jeune

fille voit à peine pour se conduire ; en même temps les troubles
de la sensibilité (anesthésie et analgésie) augmentent dans toute
la moitié droite du corps, la dyschromatopsie s'accentue ; ce
n'est qu'à ce moment, ce'st-à-dire, deux mois après le début des
accidents, que nous avons pensé à l'origine hystérique de l'amblyopie. Dès lors, nous avons pu, en groupant l'ensemble des
symptômes éprouvés par cette jeune fille, reconstituer de toutes
pièces la névrose ovarienne à laquelle manquaient toutefois les
phénomènes habituels du côté de l'ovaire, la sensation de boule
et les attaques. C'était une diathèse hystérique latente.

Le traitement par le bromure de potassium, le fer et l'hydrothérapie ayant été employé dès le début sans le moindre succès,
nous eûmes un jour l'idée de faire appliquer une pièce d'or sur
l'avant-bras droit (côté insensible), pour voir si la jeune fille ac-
cuserait par ce moyen indiqué par Burq, depuis si longtemps, un
retour de la sensibilité dans le voisinage. La pièce fut fixée avec
un tour de mouchoir sur l'avant-bras, et vingt minutes s'étaient à
peine écoulées qu'on pouvait déjà constater, en même temps
qu'une rougeur dans le voisinage, une zone de sensibilité et
même d'hyperesthésie. La jeune fille fut alors adressée à M. Charcot, dans le dessein de lui fournir un cas, que nous jugions émi-
nemment favorable à ces analyses délicates de symptômes qu'il
excelle si bien à faire ressortir et à mettre en lumière.

C'était au moment de l'absence de M. Charcot et il fallut attendre, pour avoir l'avis de l'éminent professeur, deux mois pendant
lesquels l'électricité à courants continus fut employée concur-
remment avec l'hydrothérapie méthodique, sans plus de succès
que toute la série des médicaments variés employés jusqu'à ce
moment. Bien plus la névrose s'aggrava au point que plusieurs
fois il arriva à la jeune fille de s'affaisser et de tomber même
dans la rue, par le fait de l'insensibilité qui, après avoir été localisée sur la moitié droite du corps, s'était étendue aussi au côté
gauche. Ces chutes n'avaient aucun des caractères propres, soit à
l'hystérie, soit à l'épilepsie, attendu que jamais il n'y avait eu
crise ou attaque, ni perte de connaissance. Cependant la sensation de constriction à la gorge se montra vers le mois de novembre avec quelques autres signes non douteux d'hystérie.

M. Charcot, occupé en ce moment à donner aux recherches
si judicieuses et si obstinées de Burq la consécration de l'expérience, voulut bien accueillir la jeune fille ; et après avoir constaté comme nous, qu'elle était sensible à l'or, lui prescrivit une
préparation de chlorure d'or qui amena rapidemeut la diminution
et la disparition de troubles sensoriels déjà graves éprouvés par
notre malade ; celle-ci lui servit en outre de motif pour faire
un jour à ses nombreux auditeurs de la Salpêtrière, une leçon ma-
gistrale sur les troubles de la vision chez les hystériques.

Douglas Aigre.

3

Voici le détail du traitement institué par M. Charcot, au commencement de décembre 1877 :

1° A l'intérieur, 15 gouttes de chlorure d'or, à dose progressive de deux gouttes par jour jusqu'à 45 gouttes ;

2° Application sur l'avant-bras droit d'un bracelet d'or, et de trois pièces d'or sur le front ; mais la malade ne pouvait supporter le bracelet pendant le jour, cette application lui donnant de la somnolence ; la nuit, cauchemars qui cessaient dès que le bracelet était enlevé.

Ce double traitement fut continué pendant trois mois, au bout desquels la malade recouvra d'une façon définitive la perception des couleurs, tandis que l'acuité visuelle continuait à diminuer sans lésion ophthalmoscopique appréciable.

Au mois de janvier on constata : O. d. S = 1/20 O. g. S = 1/5.

Après trois mois de ce premier traitement, la malade fut soumise à un nouvel essai : Le bracelet d'or fut remplacé par des plaques d'argent appliquées sur l'avant-bras droit ; en même temps la dose des gouttes fut diminuée à raison de deux gouttes par jour, jusqu'à 10 gouttes, dose qui a été maintenue jusqu'à ce jour, août 1878.

La sensibilité du côté gauche du corps était revenue au bout de très-peu de temps, tandis que ce n'est que vers le milieu de mai, à la suite d'applications pendant quinze jours de plaques *d'argent* sur le front, que la sensibilité revint du côté droit, la surdité disparut à son tour, et l'odorat, quoique plus rebelle que l'ouïe et moins puissant qu'à gauche, reparut en même temps. D'un autre côté la vue s'est améliorée très-sensiblement, et les symptômes de guérison s'affirment de plus en plus. L'acuité de la malade est augmentée (21 août), mais il reste encore une légère insuffisance des droits internes, ainsi que quelques mouvements choréiques de la face.

Guérison de l'anesthésie hystérique tantôt locale tantôt généralisée à la moitié du corps, par l'application des plaques métalliques ; voilà ce que nous avons vu jusqu'ici. Cette guérison présente divers caractères sur lesquels nous avons insisté. Nous avons parlé du *transfert* et des *oscillations*, nous avons montré combien ces phénomènes d'anesthésie, comme tous ceux de la maladie d'ailleurs, sont peu stables, quoiqu'ils présentent une grande régularité dans les diverses phases par où ils passent. Le mot *guérison* est peut-être exagéré, car jamais nous n'avons vu, sauf dans un cas de M. Dumontpallier, (Observation I) la guérison persister. Nous avons toujours eu affaire plutôt à un *déplacement* du phénomène morbide qu'à sa disparition complète. Il semblerait chez les hémianesthésiques hystériques qu'il n'y ait pour ainsi dire qu'une certaine dose de sensibilité moitié moindre qu'à l'état normal ; qu'on arrive à déplacer cette sensibilité, mais non pas à l'augmenter.

Nous voulons maintenant faire connaître un autre genre de faits qui se rattachent immédiatement à ceux dont nous venons de parler.

M. Dumontpallier. procédant sans parti pris, sans vouloir se plier aux exigences d'une théorie et obéissant en cela à la véritable méthode expérimentale, eut l'idée de faire des applications métalliques sur une femme présentant le syndrôme presque complet de l'hystérie, mais chez qui, après un examen des plus minutieux et répété plusieurs fois, on ne trouva aucune trace d'anesthésie. L'application métallique en créa une. Voici d'ailleurs l'observation que nous devons également à la bienveillance de notre ami Boussi.

M. Dumontpallier a répété la même expérience plusieurs fois et a souvent obtenu un succés plus ou moins complet; néanmoins nous n'avons publié que cette seule observation comme étant la plus concluante et comme suffisant d'ailleurs pour prouver ce que nous venons de dire.

OBSERVATION V.

Mademoiselle Marie L..., âgée de 29 ans, couturière, entre dans le service de M. DUMONTPALLIER le 25 juillet 1878, atteinte d'anémie, douleurs hypogastriques. Organes génitaux internes sains. Présente des traces de rachitisme aux membres inférieurs, n'a jamais eu d'attaques de nerfs. Est très-impressionnable, très-emportée, pleure facilement. (Nervosisme.)

Sensibilité intacte sur toute la surface cutanée. Application de quatre plaques d'or sur l'avant-bras droit. Au bout de deux heures, la peau recouverte par les plaques est complétement insensible. On laisse les plaques en place ; le lendemain l'insensibilité s'était étendue à tout l'avant-bras. On enlève les plaques ; la sensibilité revient peu à peu au bout de quelques heures. Pas de transfert.

On essaie des plaques de fer, puis des plaques d'argent sans rien obtenir.

Quelques jours après on applique encore des plaques d'or ; de nouveau on obtient une anesthésie qui dure tout le temps de l'application, c'est-à-dire deux jours.

Nous n'avons eu en vue jusqu'ici que l'action que pouvaient avoir des plaques métalliques appliquées sur la surface cutanée chez des femmes hystériques.

Lors des premières expériences faites par la commission de la *Société de Biologie*, M. Charcot eut l'idée d'appliquer la métalloscopie à l'exploration de la sensibilité chez deux femmes de son service atteintes d'hémianesthésie post-hémiplégique. Les observations de ces deux malades sont connues de tout le monde ; âgées toutes deux de 50 à 60 ans, ayant été atteintes toutes deux plusieurs années auparavant d'hémorrhagie cérébrale qui avait été suivie d'hémianesthésie permanente, Ronsille et Petit furent soumises à l'application des plaques. Deux séances de 30 minutes chacune rendirent à la première d'entre elles la sensibilité normale et elle est restée telle depuis ; chez la seconde, en moins d'une heure, en une seule fois, on obtint un succès aussi complet et aussi durable. Une particularité très-importante à noter c'est que, contrairement à ce que nous observons toujours chez des hystériques, *il n'y a pas eu ici de transfert, et en une seule fois la guérison a été complète et permanente.*

Aux observations de Ronsille et Petit, qui furent le point de départ de l'application de la métallothérapie aux anesthésies de cause organique, nous voulons ajouter les deux cas suivants. Dans le premier il s'agit encore d'une anesthésie, mais limitée au membre supérieur, et accompagnée de contracture et probablement consécutive à une hémorrhagie cérébrale. — Dans le second la nature de l'anesthésie n'a pas été diagnostiquée.

Ces deux observations qui sont également de mon ami Boussi ont paru dans la *France médicale* du mois d'avril dernier.

OBSERVATION VI.

Guérison d'une contracture et d'une anesthésie du membre supérieur droit par la métallothérapie.

Caublot (Amédée), âgé de 40 ans, entre le 7 décembre 1878, à Lariboisière, salle Saint-Henri, n° 1. Cet homme, d'une bonne constitution, est peintre en bâtiments depuis l'âge de 7 ans. Il eut quatre coliques de plomb : la première, à 20 ans ; la quatrième, en 1874. Il n'eut jamais de paralysie des extenseurs.

Il n'est ni syphilitique ni alcoolique. En avril 1878, il eut une première attaque de paralysie. Elle fut précédée de malaises et de fourmillements pendant cinq ou six jours ; puis subitement, sans perdre connaissance, pendant qu'il travaillait à l'Exposition, il fut atteint d'une hémiplégie droite sans contracture.

Il fut soigné de cette hémiplégie par M. Ollivier.

On constata, dit le malade, outre la paralysie des membres, une légère déviation de la face et une certaine difficulté dans les mouvements de la langue, n'allant pas cependant jusqu'à l'embarras de la parole.

Après un séjour de six semaines à l'hôpital il put reprendre ses occupations.

Au mois d'août dernier, un matin, en se réveillant il se trouva *mort de tout le côté droit*, pour me servir de ses propres expressions. Le membre supérieur était complétement paralysé et, cette fois-ci, contracturé, il pouvait se tenir sur les jambes , mais il traînait la jambe droite comme un homme ivre.

Il alla à la Charité, dans le service de M. Bourdon. Après quelques jours de traitement par l'iodure de potassium et l'électricité, il sortait de l'hôpital, sur sa demande. Le traitement l'avait pourtant amélioré.

Il retomba bientôt. Le 7 décembre 1878, il revint à Lariboisière, chez M. Ollivier.

Au mois de janvier, j'entre comme interne dans le service de M. Constantin Paul, successeur de M. Ollivier, et je trouve le malade dans l'état suivant :

Il ne peut se servir de son bras droit. Le poignet est fléchi. Les doigts sont contracturés; le pouce, fléchi dans la paume de la main, est recouvert par les autres doigts. Il ne peut redresser le poignet ni étendre les doigts : on les redresse sans grande résistance ; mais ils reviennent immédiatement dans leur position première.

Il peut fléchir l'avant-bras sur le bras, et élever le bras à la hauteur de l'épaule.

Les muscles, même ceux de l'avant-bras, ne présentent pas d'atrophie notable.

Le membre inférieur est moins atteint que le supérieur. Il traîne encore la jambe, moins cependant, dit-il, qu'à son entrée dans le service (du reste, il a toujours pu marcher).

Il présente une perte complète des différentes sensibilités aux doigts, à la main et à l'avant-bras. A partir du coude, l'insensibilité disparaît graduellement. Tout le côté droit du corps cependant est moins sensible que le gauche.

La vision de l'œil droit est imparfaite. Il voit trouble, mais il distingue les couleurs.

Les autres sens ne présentent rien de particulier.

Il accuse dans le pied une sensation persistante de froid et de fourmillements.

Il présente un léger tremblement général, qui s'accentue lorsqu'il fait un mouvement.

Ce tremblement date de son enfance: il l'attribue à des convulsions répétées.

Quand il veut faire un ouvrage délicat, le tremblement en rend la confection impossible. Chose curieuse à noter : il a remarqué que, en plongeant les bras dans l'eau froide , il fait diminuer son tremblement pour quelques instants. Le tremblement, au contraire, augmente quand il a chaud; alors l'immersion des mains dans l'eau froide a une efficacité plus grande encore.

Les autres appareils sont sains. Cependant il présente quelques traces d'albumine dans l'urine dont la quantité et la couleur sont normales. Son teint est jaunâtre. Il est amaigri ; mais nullement cachectique.

Pas d'hypertrophie du cœur ; pas de bruit de galop.

Tel est son état, lorsque, le 24 janvier, j'applique quatre plaques d'or sur l'avant-bras droit. Le soir, à la contre-visite, je trouve la sensibilité revenue partout et sans transfert. Le lendemain, non-seulement la sensibilité recouvrée la veille persiste, mais la contracture des doigts et du poignet n'existe plus. Il ouvre la main, étend le poignet et donne au dynamomètre 35 k. à droite (côté paralysé la veille) et 40 k. à gauche. Seulement il serre à droite le dynamomètre avec un tremblement très-marqué.

Je laisse les plaques appliquées encore deux ou trois jours. Au bout de ce temps, voyant les améliorations persister, je les enlève.

Depuis cette époque jusqu'aujourd'hui 27 février, c'est-à-dire depuis un mois, la sensibilité s'est toujours maintenue et la contracture ne s'est pas reproduite.

Mais deux jours après le recouvrement du mouvement et de la sensibilité, le 27 janvier, le malade est pris de dyspnée urémique. En quelques heures cette dyspnée va jusqu'à l'orthopnée, elle n'est pas en rapport avec les signes stéthoscopiques ; à peine trouve-t-on quelques rales ronflants et sibilants disséminés dans la poitrine et quelques rales sous-crépitants sur les parties latérales.

Cette dyspnée coïncide avec la diminution des urines qui deviennent rouges et l'augmentation de l'albumine.

Cet état augmente peu à peu de jour en jour ; les râles deviennent de plus en plus nombreux. La dyspnée continue.

Vers deux ou trois heures de l'après-midi, il est pris d'un paroxysme qui dure jusqu'au matin. Rien ne peut le calmer : ventouses, oxygène, etc. Je me décide alors à lui faire des injections de morphine qui m'avaient réussi dans un cas analogue que M. Huchard a publié.

Je commence à cause de son rein malade à ne lui injecter qu'un demi-centigramme. Cependant cette dose légère suffit pour calmer la dyspnée. Maintenant on lui fait 2 injections par jour de 1 centigr. chacune. Il les réclame à grands cris quand il sent la crise venir. *Il n'y a que cela qui me calme*, dit-il.

Malheureusement, malgré ce souverain palliatif, son état empire. Les jambes ont commencé à enfler depuis le 10 février, et aujourd'hui l'anasarque est complète. Nous avons appris que ce malade est mort très-peu de temps après, et qu'on a trouvé à l'autopsie une néphrite parenchymateuse double *sans autre lésion*.

Observation VII.

Paralysie de l'avant-bras droit guérie par l'application de plaques d'or.

Le 20 avril 1878, le nommé M... (Jules), âgé de 33 ans, teinturier, entre dans le service de M. Dumontpallier, pour une paralysie de l'avant-bras.

Une quinzaine de jours avant son entrée, le malade fut pris d'un point de côté au niveau du septième espace intercostal droit. Cette douleur dura dix jours environ, et fit place à une douleur dans le bras correspondant, suivie bientôt d'une paralysie de l'avant-bras.

A notre premier examen nous constatons une paralysie de l'avant-bras droit plus marquée dans les muscles innervés par le nerf cubital.

Les trois derniers doigts sont dans la demi-flexion. La flexion de l'auriculaire et celle de l'annulaire sont impossibles. Les doigts se rapprochent et s'éloignent péniblement du médius. Le pouce se rapproche et s'éloigne difficilement de la paume de la main.

La pronation et la supination sont faciles ; ainsi que les mouvements de la totalité de la main, sauf l'adduction.

Cependant les nerfs médian et radial sont aussi intéressés quoiqu'à un moindre degré que le cubital, car la flexion des premiers doigts innervés par le médian, l'adduction de la main (produit par le muscle cubital postérieur, innervé par le radial), et l'abduction du pouce sont difficiles.

L'extension est intacte.

La sensibilité est abolie dans toute la région interne de l'avant-bras et sur la face dorsale des trois derniers doigts. La sensibilité n'est que diminuée sur la face palmaire du dernier doigt et le côté interne de la face palmaire de l'auriculaire.

Le malade, de bonne constitution, ne présente pas d'autres troubles morbides.

La nature de sa paralysie est inconnue. Elle a été probablement déterminée par le froid ; car il travaille les mains dans l'eau.

Désireux d'essayer sur ce malade la métallothérapie, je prie M. Dumontpallier de ne pas employer immédiatement l'électricité.

On lui donne du sulfate de quinine.

Douze jours après son entrée, le 2 mai, voyant que les phénomènes ne se sont pas amendés spontanément, je commence la métallothérapie.

Avant l'application je vérifie l'état de la paralysie. Il est le même qu'au début : paralysie des muscles cités plus haut. Insensibilité à la piqûre sur le trajet du cubital. Non-seulement je trouve la peau sans douleur ; mais les sensations de contact, de la température et du chatouillement sont abolies. L'anesthésie est moins complète sur la face palmaire que sur la face dorsale. Au dynamomètre, il donne 7 k. à droite, 37 k. à gauche. Il est droitier. Je pose un bracelet de quatre plaques d'or sur l'avant-bras droit malade.

Vingt minutes après, le malade éprouve de l'engourdissement dans l'avant-bras ; quelques minutes après l'engourdissement, la sensibilité ne revient et les piqûres ne saignent que sous les plaques seulement.

Le lendemain matin, on constate un peu plus de facilité dans les mouvements d'écartement des doigts (interosseux innervés par le cubital); mais la sensibilité n'est pas revenue d'une manière notable.

J'applique alors les plaques d'or non plus en bracelet, mais en longueur sur le trajet du nerf cubital, dans la région interne de l'avant-bras.

Le malade éprouve toute la nuit une sensation de chaleur et de fourmillements dans l'avant-bras.

Le lendemain matin, 4 mai, la sensibilité a réapparu dans toute la région innervée par le cubital. Les mouvements deviennent faciles, particulièrement ceux des interosseux. La flexion des doigts reste encore incomplète ; cependant il donne au dynamomètre 22 k. à droite (côté paralysé) au lieu de 7 k. ; et toujours de 36 à 37 k. à gauche (côté sain).

Les plaques sont laissées en place toute la journée et le lendemain, 5 mai. La sensibilité se maintient et les mouvements deviennent de plus en plus faciles.

Le malade est dans le ravissement.

Le 6 mai, la guérison est complète.

Au dynamomètre nous avons 36 à droite et 40 à gauche. Les forces de la main droite ont donc augmenté, du 3 (jour de l'application des plaques en série longitudinale) au 6 mai, de 7 k. à 34 k., c'est-à-dire de 29 kilogrammes.

Elles auraient même augmenté de 4 k. de la main gauche. Cette augmentation est due probablement à l'habitude de se servir du dynamomètre.

Le 9, malgré la suppression des plaques depuis deux jours, la sensibilité et le mouvement se maintiennent. Dynamomètre, 36 k. à droite, 60 à gauche.

Le malade reste encore quelques jours à l'hôpital. La guérison persiste.

CHAPITRE III.

Action de l'électricité.

L'application de l'électricité aux anesthésies, quelle que soit leur nature, n'est pas nouvelle, et nous n'en aurions pas parlé n'était notre désir d'établir un parallèle entre cette méthode de thérapeutique et l'emploi des métaux ou de l'aimant.

M. Vigouroux, à la Salpêtrière, a obtenu au moyen de l'électricité soit dynamique, soit statique, exactement les mêmes effets qu'on avait obtenus avec les métaux. Toute la série des phénomènes de transfert, aussi bien pour la sensibilité générale que pour la sensibilité spéciale, se reproduit quand on soumet les malades à l'influence de l'électricité. Mais une différence à noter et qui résulte nécessairement du mode d'action de l'agent employé, c'est que le transfert se fait *en bloc* et non plus, comme avec les plaques métalliques, d'abord au niveau de la plaque pour s'étendre de là sur une surface plus ou moins considérable.

Jusqu'à présent toutes les femmes hystériques, sur lesquelles on obtenait le transfert avec les métaux, ont été trouvées également sensibles à l'électricité. Nous ne prétendons nullement préjuger de l'avenir.

Pour ne pas nous exposer à des redites nous signalerons seulement les observations de Gl..., de Witt..., de Marcil..., de Bar..., etc., sur lesquelles l'électricité a été essayée avec le même succès que les métaux.

Parmi les observations récentes, nous en citerons quatre dues à M. Magnan (Société de Biologie, 28 avril 1877) dont deux relatives à des hommes alcooliques et deux à des femmes hystériques. Chez tous ces malades on s'est servi de courants continus, l'excitateur positif étant placé à la nuque et l'excitateur négatif muni du balai étant promené sur les diverses régions du côté du corps anesthésiées.

Chez l'un des alcooliques on a obtenu de très-bons résultats ; chez l'autre, l'hémianesthésie a continué à s'aggraver malgré l'emploi de l'électricité. L'une des hystériques favorablement modifiée par une première application des courants est restée rebelle aux autres tentatives. La seconde n'a subi aucune modification.

Signalons encore l'observation de M. White *(Medical Press and Circular*, 18 juillet 1877) dans laquelle il s'agit d'un homme ayant été pris d'étourdissement et de céphalalgie avec hémianesthésie gauche. Motilité intacte. Le diagnostic n'a pas été fait. Au bout d'un certain temps de traitement par les courants interrompus et le bromure de potassium, la sensibilité reparut peu à peu, et il ne lui resta plus qu'un léger degré d'anesthésie au niveau du mollet.

Rappelons enfin l'article de M. Vulpian dans les *Archives de physiologie*, 1875 (p. 877). Il s'agit de plusieurs cas de lésions encéphaliques dans lesquels la faradisation locale faite avec une éponge et un pinceau électrique avait ramené la sensibilité sur toute la surface cutanée anesthésiée, alors que l'application de la faradisation n'avait été que locale (avant-bras).

L'observation suivante est de M. Debove. Elle est consignée dans le *Progrès Médical* du 1er mars 1879.

OBSERVATION VIII.

Alcoolisme. — Hémianesthésie. — Guérison par l'électricité.

Cet homme, âgé de cinquante ans, était un sujet vigoureux, alcoolique, qui ingérait quotidiennement des quantités considérables d'eau-de-vie et avait même fini par trouver que le vin n'avait aucune saveur. Il entra à l'Hôtel-Dieu pour une pneumonie, eut un violent accès de *delirium tremens* et se rétablit. Pendant sa convalescence nous avons constaté qu'il était atteint d'hémianesthésie du côté gauche, portant sur tous les modes de la sensibilité cutanée et sur les sens spéciaux. Notre examen lui révéla l'existence de ce symptôme, il ne put, par conséquent, nous dire à quelle époque en remontait le début, on verra tout à l'heure que nous pouvons le faire remonter à une période de cinq années.

Avec mon ami le docteur Regnard, nous avons essayé de faire revenir la sensibilité par divers procédés. Dans une première séance, nous avons appliqué sur l'avant-bras du malade diverses pièces métalliques, et cela pendant une demi-henre euviron ; nous n'avons rien obtenu, si ce n'est avec les pièces d'argent qui ont momentanément ramené la sensibilité dans une zone très-limitée. Le lendemain, nous eûmes recours à des courants continus très-faibles, et sous leur influence l'anesthésie disparut. Voici exactement le procédé suivi : Une pile composée de dèux petits éléments de Trouvé (papier et sulfate de cuivre), montés en quantité, a été mise en communication avec le malade de telle façon que l'un des pôles était appliqué au front et l'autre à la face dorsale du pied. Au bout de trente-cinq minutes, la sensibilité générale et spéciale était revenue : la guérison persista comme put le constater M. P. Regnard qui vit le malade trois années plus tard.

Il est une particularité qui se manifesta immédiatement lorsque revint la sensibilité, ce fut l'apparition d'une sciatique. En interrogeant le malade, nous apprîmes qu'il en avait souffert pendant de longues années, qu'elle avait disparu il y avait cinq ans pour revenir au moment même où la sensibilité reparut : il est proba-

ble que l'hémianesthésie avait pour ainsi dire masqué la sciatique, et lorsque notre malade rencontra, comme je viens de le
dire plus haut, M. Regnard, il se plaignit vivement qu'on eût fait
revenir une maladie ancienne, qui le faisait légèrement boiter,
et l'avait, à diverses reprises, obligé à entrer à l'hôpital.

CHAPITRE IV.

Solénoïde. Aimant.

Le troisième agent qu'il nous reste à étudier au point de vue de la métalloscopie est *l'aimant*.

Des expériences ont été également faites avec des solénoïdes : On sait que cet instrument de physique, qui consiste en un fil enroulé en spirale et par lequel passe un courant électrique, peut être assimilé à un aimant. Un barreau de fer doux autour duquel est enroulée une de ces spirales devient immédiatement aimanté, c'est-à-dire qu'on y distingue deux pôles, et qu'il est susceptible d'attirer la limaille de fer. C'est là d'ailleurs le principe de l'électro-aimant. Les premières expériences dans ce sens furent faites à la Salpêtrière avec un gros électro-aimant qu'on avait emprunté à l'administration générale des télégraphes, et qui était alimenté par une pile de vingt-quatre éléments. C'est dire qu'au début des travaux entrepris dans ce sens on croyait devoir avoir recours à un aimant très-puissant. Cependant Maggiorani avait obtenu, il y a plus de vingt ans, en Italie, la plupart des phénomènes dont nous avons parlé, au moyen d'un simple aimant ordinaire portatif.

Dans les expériences faites avec le solénoïde, on plaçait le membre sur lequel on expérimentait dans le manchon formé par la spirale. Nous en avons vu employer deux, dont l'un permettait l'introduction de tout l'avant-bras, l'autre beaucoup plus petit avait des dimensions telles qu'on pouvait y introduire un doigt, autour duquel la spirale faisait alors comme une série de bagues. Par la description de ce procédé opératoire, on voit que le solénoïde ne saurait s'adapter à tous les cas : il serait impossible par exemple de lui donner une forme telle qu'il enveloppât la région temporale (achromatopsie), la région nasale ou un point quelconque de la surface cutanée autre qu'un membre. Dans ces cas on était bien obligé d'avoir recours à l'aimant. D'ailleurs, comme les lois de physique le faisaient prévoir, les résultats, nous le répétons, ont toujours été semblables, quel que soit celui des deux instruments dont on s'est servi.

Ces résultats ne diffèrent pas, d'ailleurs, de ceux qu'on a obtenus par l'application des plaques métalliques ou par l'électricité. Ce n'est pas à dire qu'on a toujours pu impunément faire usage de l'une quelconque de ces trois espèces d'agents. On peut voir dans nos observations qu'il y a des cas où l'un d'eux n'agissant pas, on obtenait des résultats avec l'un des deux autres.

Pour parler des premières tentatives faites avec l'aimant, disons que sur les malades hystériques Gl..., Witt..., Bar..., etc., la succession des phénomènes a été identique à ce qu'on avait observé, soit avec les métaux, soit avec l'électricité. Chacune de ces malades avait à la fin son idiosyncrasie relativement à ces agents. Chez Bar..., par exemple, c'est l'aimant qui ramenait le plus rapidement la sensibilité dans le côté hémianesthésié; le transfert se faisait en quelques secondes à peine, alors qu'avec les plaques métalliques ce phénomène demandait plusieurs mi-

nutes pour se produire. Au contraire, chez Vand..., qui
était affecté outre l'hémianesthésie cutanée, d'une anesthésie portant sur toute la muqueuse de l'arrière-gorge et de
l'entrée du larynx, l'application de quelques plaques de
zinc autour du cou ramenait la sensibilité en quelques
minutes, alors que l'aimant ne produisait ce résultat qu'a-
près un temps beaucoup plus long.

Nous n'insisterons pas davantage sur les résultats obtenus par l'aimant et le solénoïde chez des hystériques.
L'observation suivante recueillie par M. Vigouroux, dans
le service de M. Charcot, à la Salpêtrière, et dont nous
avons été témoin pendant notre internat, résume à elle
seule tout ce qu'on a fait dans ce sens. Faisons observer
qu'il y est question, outre une anesthésie, d'une contracture de nature hystérique qui était à la vérité le principal
phénomène morbide, mais ce côté de la question n'entrant
pas dans le cadre de notre thèse, nous n'y insisterons pas.

Observation IX.

*Contracture hystérique du poignet gauche. — Traitement par la
production artificielle répétée d'une contracture du poignet
droit. — Disparition de la contracture primitive. — Applications variées de l'électricité.*

Pauline J..., entrée le 3 juin à l'hospice de la Salpêtrière dans
le service de M. Charcot, âgée de 26 ans, arrive de son pays, le
Cantal. Autrefois domestique, elle porte depuis cinq ans, l'habit
religieux d'un ordre hospitalier. Elle est grande, de complexion
robuste, sans développement graisseux prononcé, les seins sont
à peine indiqués, les yeux et les cheveux sont bruns, le teint
fortement coloré.

Pas d'antécédents de famille. Bonne santé antérieure, réglée à
17 ans ; menstruation toujours régulière, d'abondance moyenne,
mais habituellement précédée de douleurs lombaires et hypogastriques.

Le début de la maladie a été brusque et accompagné de phénomènes fébriles intenses ; le 17 juillet 1874 après s'être fatiguée à transporter du vin dans une cave, Pauline J... eut la fâcheuse idée de s'asseoir pour se reposer dans la cave même. Elle était baignée de sueur et de plus en pleine époque menstruelle. Un frisson violent l'avertit bientôt de son imprudence; elle sortit, mais le frisson et la sensation de froid persistèrent et toute la surface du corps devint tellement sensible que le contact des vêtements était douloureux. Elle se met au lit ; alors survient une céphalalgie très-vive caractérisée par des élancements qui partent de différents points de la tête pour converger au vertex et arrachent des cris à la malade. Le frisson après avoir duré deux heures cesse ; mais la sensation de froid persiste ; elle est vainement combattue par des sinapismes, et ne cède qu'à l'apparition de la fièvre. Celle-ci dure huit jours accompagnée de délire.

Après la cessation de la fièvre la douleur de tête du début persiste sans atténuation jusqu'au quatorzième jour malgré les divers moyens sédatifs mis en usage entre autres les injections hypodermiques de morphine.

A la céphalalgie succèdent les coliques: La malade désigne ainsi des douleurs hypogastriques sous forme de constriction avec retentissement vers les lombes. Elles empêchent le sommeil pendant quarante-huit heures, puis elles cessent pour reparaître après cinq à six jours.

Cette période de début dura un mois et la malade put enfin se lever extrêmement affaiblie par les souffrances et une abstinence presque complète. A dater de cette époque s'établirent des alternatives de douleurs hypogastriques et de calme relatif, celui-ci n'occupant en général que le quart du temps total. Ces crises étaient invariablement accompagnées de rétention d'urine qui nécessitait le cathétérisme.

La première rétention dura près de un mois et cessa le lendemain du retour des règles. Les choses restèrent près de trois ans sans modification notable. La malade était entrée à l'hôpital de sa ville natale et elle se rendait utile dans de rares instants de répit. Dans le cours de ces trois années les crises hypogastriques ont été, à quatre ou cinq reprises, remplacées par des vomissements incessants qui ne permettaient pas l'ingestion d'une cuillerée de liquide et cela pendant des deux ou trois semaines. Cependant la malade conservait son embonpoint et sa fraîcheur. La douleur de tête du début un peu moins forte était continuë avec exacerbations. Les mouvements brusques donnaient lieu à des éblouissements et à des vertiges.

Du mois d'août à la fin de novembre 1877, Pauline J... se trouve relativement bien et quoique faible, fait dans l'hôpital un service régulier. Un soir, après avoir souffert de la tête plus que

d'habitude, dans la journée elle éprouve en travaillant un engourdissement de la main gauche. Elle veut la soulever mais le membre tombe inerte. On lui fait des frictions et elle s'aperçoit que
la sensibilité est perdue aussi bien que le mouvement. Dans la
nuit la céphalalgie augmente, puis arrive une sorte de coma qui
dure trois jours. A cet état succède une somnolence de neuf jours
pendant lesquels la malade comprenait vaguement ce qui se pas-
sait autour d'elle et souffrait d'une douleur très-vive de toute la
tête. Au début on avait fait une application de sangsues, ensuite
pendant douze jours on maintint un sac de glace sur la tête. Diète
absolue.

La céphalalgie se dissipa graduellement, mais la tête resta
lourde avec tendance au vertige et clou hystérique persistant.
Malgré cela, depuis cette époque, l'appétit, le sommeil sont de-
venus à peu près bons.

La main gauche, d'abord flasque, n'a pas tardé à se roidir. Après
trois semaines elle était fermée complètement. C'est alors que
pour protéger la paume de la main contre les ongles on introdui-
sit sous les doigts fléchis un coussinet que la malade n'a pas quitté
depuis. Le poignet commença ensuite à s'incliner sur l'avant-bras
et au mois de février, la contracture avait atteint son degré actuel.

Depuis le commencement de la maladie, Pauline J... s'était
aperçue que sa jambe gauche devenait plus faible. Elle n'avait
rien observé de pareil pour le membre supérieur du même côté
dont elle continuait à se servir de préférence à l'autre ayant toujours été gauchère.

Elle reconnaît que son caractère très-égal autrefois a totale-
ment changé. Depuis le commencement de sa maladie elle est
plus impressionnable ; elle se laisse aller facilement à la joie, à
la mélancolie, au chagrin et surtout à la colère. Toutes les émo-
tions lui donnent la sensation d'une boule qui se forme à l'épi-
gastre, monte à la gorge et gêne la respiration. En même temps
elle a des sifflements et des bourdonnements dans les oreilles,
des battements dans les tempes surtout du côté gauche. La scène
se termine tantôt par des pleurs qui ne se montrent jamais qu'en
dernier lieu, tantôt par un engourdissement général qui cède à
une légère aspersion froide sur la face. Il n'y a jamais eu de
grandes attaques.

Etat actuel. Comme nous l'avons dit en commençant, l'aspect
de la malade n'est pas en rapport avec la durée et la gravité apparente des symptômes. Les conjonctives et les gencives ne présentent pas de pâleur notable. Il n'y a pas de bruit de souffle ;
en somme la nutrition générale ne semble pas avoir souffert.

L'avant-bras gauche est supporté par une écharpe ; lorsqu'on
l'en retire il tombe le long du corps. La main est fléchie à angle

droit sur l'avant-bras ; les doigts fléchis également serrent le tampon de linge dont il a été parlé. On ne peut, même avec un effort considérable, ouvrir les doigts ni diminuer la flexion du poignet. L'articulation du coude est libre ainsi que celle de l'épaule; mais les mouvements volontaires sont complètement abolis pour ces deux articulations, de même que le déplacement en masse du moignon de l'épaule. Le volume du membre n'est pas sensiblement diminué; la peau est pâle et les muscles non contracturés sont flasques. La contractilité faradique est intacte. La malade n'a de conscience ni des attitudes que l'on donne au membre ni des pressions qu'on exerce sur lui, ni des excitations douloureuses que l'on porte sur la peau. L'anesthésie est complète ; elle est très-nettement limitée en haut par une ligne qui part du bord axillaire de l'omoplate, dessine tout le contour de cet os et descend en avant sur la clavicule et le grand pectoral pour gagner le point de départ.

L'anesthésie du membre paralysé n'est pas le seul trouble de la sensibilité que présente la malade : en effet la moitié gauche de la face est analgésique ; l'ouïe est complètement abolie à gauche. C'est surtout de ce côté que se font sentir les sifflements, bourdonnements, etc.

L'œil gauche n'est pas affecté d'achromatopsie, mais son acuité visuelle est très-diminuée. La narine gauche perçoit, mais moins bien que la droite, l'odeur de l'éther ou du vinaigre. La moitié gauche de la langue n'est impressionnée ni par une piqûre ni par la poudre de coloquinte. La moitié droite perçoit au contraire très-bien ces excitations.

La pression du doigt sur le vertex est très-douloureuse ; elle l'est également dans toute l'étendue des gouttières vertébrales, sans qu'il y ait de point névralgique circonscrit.

Il existe une douleur spontanée permanente des régions ovariennes ; la pression l'exaspère des deux côtés, mais ne provoque pas d'irradiation ascendante.

Notons enfin l'inappétence et la constipation habituelles.

Traitement. — La nature hystérique de l'affection avait été reconnue par le Dr Barbet qui donnait des soins à la malade dans son pays. Il avait essayé sans aucun résultat les applications métalliques.

M. Charcot juge inutile de renouveler les tentatives dans ce sens et préfère recourir d'emblée à des moyens plus énergiques. On cherche d'abord à agir directement sur le membre malade, et, du 3 au 11 juin, on emploie successivement : un électro-aimant de grande dimension et très-puissant, le solénoïde, l'acier aimanté, le courant continu, le courant induit, l'électricité statique. L'effet fut complètement nul en ce qui concerne l'anesthésie. Pour la contracture, la faradisation intense surtout avec le pinceau ou l'olive métalliques et le courant induit, la déliait momentanément en tétanisant les muscles antagonistes. On observe que ce résultat était obtenu plus facilement lorsque l'olive était appliquée sur les tendons des extenseurs. Mais à peine le courant cessait-il de passer, que les doigts reprenaient leur rigidité ; de fortes décharges de la machine électrique, dirigées sur les extenseurs, avaient une action analogue.

11 *juin*. Application du petit solénoïde (voir le *Progrès* du 10 août), à l'auriculaire de la main droite. Au bout de vingt minutes, la sensibilité à la piqûre commence à diminuer dans le voisinage de l'appareil. L'analgésie gagne peu à peu le reste de la main ; celle-ci se refroidit sensiblement et devient livide. Après quarante minutes, l'analgésie est complète jusqu'au poignet. Sensation de froid et d'engourdissement de la partie. Après quarante-cinq minutes l'analgésie occupe la moitié inférieure de l'avant-bras. Après une heure, elle n'a pas fait de progrès ; la main est très-froide, couverte d'une sueur visqueuse. On n'observe aucun changement dans la main gauche.

12 *juin*. Il ne reste pas trace de l'analgésie de la veille. A 11 h. 5 m. application d'un aimant en fer à cheval sur le tiers supérieur de la face dorsale de l'avant-bras *droit*. Les piles sont placées l'une au dessus de l'autre suivant l'axe du membre, on les recouvre d'une compresse pour empêcher le contact du métal, 11 h. 17 m. diminution de la sensibilité au voisinage des piles, sensation croissante de froid et de roideur dans la main qui devient moite. 11 h. 30 m. l'analgésie s'étend à deux centimètres au-dessus et à dix centimètres au-dessous de l'aimant. Elle a peu progressé dans le sens transversal : la face palmaire de l'avant-bras est encore sensible au niveau de l'application. 12 h., l'analgésie ne gagne pas du côté du coude. Sur la face dorsale, elle s'étend jusqu'au bout des doigts. Elle s'est aussi élargie transversalement de manière à occuper toute la face palmaire de l'avant-bras et de la main ; mais la pulpe des doigts est encore sensible. Fourmillement dans tout l'avant-bras, sensation de froid et de lourdeur de la main. Les doigts sont fléchis, avec le pouce en dedans ; la malade ne peut les mouvoir qu'avec lenteur et difficulté, 12 h. 30 m. la sensibilité a disparu de la pulpe des doigts. La roideur s'accentue ; la main droite présente, par rapport à la gauche, un abaissement de température très-appréciable au toucher.

On essaie alors d'ouvrir la main gauche ; on s'y prend comme d'habitude en frottant énergiquement les tendons extérieurs sur le dos du poignet, tandis qu'on cherche à étendre les doigts contracturés. Cette fois la résistance est manifestement moindre qu'auparavant.

12 h. 50 m., la contracture provoquée devient de plus en plus

forte dans la main droite. Avec les plus grands efforts, la malade ne peut étendre que les premières phalanges ; les deux dernières restent fléchies et rigides, formant la *griffe*. On ne peut obtenir l'extension des doigts que par une traction énergique et prolongée, encore le médius résiste-t-il.

On prend comparativement la température des deux avant-bras avec les thermomètres de surface du Dr Mortimer-Granville. Un quart d'heure après avoir été mis en place, ils indiquent 30° 2'5 à gauche, 2'7° 35 à droite. 1 h. 15 m. Les fourmillements continuent à droite ; la main présente le même aspect que celle du côté malade, sauf que le poignet n'est pas fléchi. On s'assure de nouveau que les doigts de la main gauche sont moins raides. Après quoi l'on s'occupe de faire disparaître la contracture provoquée, ce qui se fait facilement au moyen de la faradisation des muscles antagonistes.

La sensibilité de la main gauche n'a pas varié.

Durant toute l'expérience, la malade s'est plainte de douleurs insupportables dans les régions ovariennes.

15 *juin*. 9 h. 55 m. Application du même faisceau aimanté sur la face *palmaire* de l'avant-bras sain. Après cinq minutes, analgésie au niveau des pôles ; elle s'étend rapidement à toute la main qui est refroidie.

10 h. 15 m. L'analgésie de l'avant-bras est complète ; comme dans l'expérience précédente, elle dépasse à peine le niveau du bord supérieur de l'aimant. La contracture des fléchisseurs est déjà très-prononcée. — 10 h. 45. Pas de changement dans l'analgésie. La contracture est plus forte ; impossibilité de détacher les doigts qui sont fermés sur le pouce. — 11 h. 20. Même état ; les ongles des deux derniers doigts s'impriment dans la paume de la main. Le poignet reste étendu, mais le tendon du grand palmaire se dessine fortement. Les mouvements de latéralité du poignet sont très-limités. Mêmes sensations que dans l'expérience précédente et même refroidissement de la main. On constate de nouveau la diminution de la rigidité de la main malade. Elle ne serre plus que faiblement le coussinet. Dans l'espoir de voir céder tout à fait la contracture, on pratique la faradisation : mais le seul résultat obtenu est que les doigts et surtout l'index ne reprennent plus aussi subitement leur position vicieuse après avoir été étendus.

La main droite, abandonnée pendant plus d'une heure, reste insensible, froide et contracturée. Une électrisation prolongée ne réussit pas à la remettre dans son état primitif, et la malade doit se retirer en conservant une parésie marquée avec diminution de la sensibilité de l'avant-bras et de la main, et tendance à la contracture des doigts.

17 *juin*. La sensibilité est revenue à droite, mais la faiblesse

persiste. On s'abstient de provoquer la contracture. La main gauche s'assouplit de plus en plus. On électrise pendant quelques minutes la face dorsale de l'avant-bras malade avec le courant induit. Pendant l'opération, Pauline J....... se plaint tout d'un coup d'un élancement douloureux à l'extrémité du pouce ; cependant les tampons n'avaient pas été appliqués sur ce point. L'électrisation est continuée et la douleur se renouvelle. On constate alors que toute la région du pouce et du premier métacarpien a recouvré la sensibilité. Tout de suite après la séance, les doigts et le poignet *se fléchissent de nouveau*.

18 juin. Application de l'aimant *à droite*, suivant le mode habituel ; les choses se passent comme précédemment : analgésie ne dépassant pas le bord supérieur de l'aimant, fourmillements, refroidissement, contacture. De plus il se produit une paralysie complète des bras et de l'épaule, bien que la peau de ces parties ait conservé sa sensibilité. On a beaucoup de peine à rendre ensuite quelque liberté au membre par la faradisation. Il reste après la séance un état parétique prononcé et l'analgésie persiste.

A gauche, la main est plus souple ; le bord radial conserve la sensibilité acquise hier. Le courant faradique provoque facilement l'extension de la main et des doigts et celle-ci est plus persistante. Pendant l'électrisation, la sensibilité revient dans le petit doigt et l'éminence hypothénar, exactement de même manière qu'elle est réapparue dans le pouce, c'est-à-dire annoncée par des élancements douloureux vers le bout du doigt.

19 juin. La faiblesse de la veille persiste dans le membre droit. La pression de la main ne donne que trois kilogrammes au dynamomètre de Burq. On place l'avant-bras droit entre les pôles d'un grand électro-aimant qui, d'ailleurs, n'a pas sa puissance habituelle, par suite de l'épuisement de la pile. La contracture des doigts et la paralysié du reste des membres sont complètes après vingt minutes, avec le cortège des phénomènes habituels. Courte faradisation (toujours avec le courant du fil fin) de l'avant-bras gauche. La sensibilité revient dans les deux dernières phalanges du médius, de la même façon que pour le petit doigt et le pouce.

20 juin. A droite, la paralysie de tout le membre supérieur et l'analgésie de l'avant-bras provoquées hier existent encore. A gauche, on obtient l'extension des doigts par la faradisation.

21 juin. La paralysie du membre supérieur gauche est stationnaire ; la contracture du poignet est moins rigide ; celle des doigts n'a pas varié. A l'avant-bras et à la main la sensibilité des bords radial et cubital s'étend jusqu'auprès du coude en comprenant en bas le petit doigt et l'hypothénar d'un côté, le pouce et le thénar de l'autre. Ces deux bandes d'anesthésie ne sont séparées dans la paume de la main que par un espace étroit. Le médius est tout entier sensible, jusqu'au pli palmaire en avant et jusqu'à la tête du métacarpien en arrière. Cette sensibilité de l'avant-bras et de la main est parfaite.

Application habituelle de l'aimant à *l'avant-bras droit*. La contracture se produit ; l'anesthésie ne dépasse pas le bord supérieur de l'aimant, mais le bras et l'épaule sont paralysés. On observe dans cette expérience une particularité nouvelle : la diminution de la sensibilité, au lieu de s'accompagner comme précédemment d'un abaissement de température perçu objectivement et subjectivement, coïncide avec une sensation de chaleur et un degré marqué d'hyperémie de la peau. La région paraît aussi plus chaude au toucher que l'autre côté.

On pratique la faradisation aux deux avant-bras, après quoi les deux mains restent étendues. Le poignet gauche tout à fait souple, reposant sur la face dorsale, les doigts sont à peine fléchis. Quant au mouvement, la paralysie du membre supérieur est égale des deux côtés. La souplessse de la main gauche dure une heure et demie environ, puis les doigts commencent à se roidir.

22 juin. L'expérience d'hier a laissé une grande faiblesse dans le bras droit.

On constate les changements suivants dans l'état général de la sensibilité : hémianalgésie de la tête et du cou à gauche, en continuité avec l'anesthésie de l'épaule ; l'œil gauche ne perçoit pas le violet, son acuité visuelle n'a pas varié.

Application de l'aimant à la face palmaire de l'avant-bras *droit*. Après six minutes, la contracture commence à se produire ; elle est complète après un quart d'heure. En même temps on fait une faradisation légère de l'avant-bras gauche. Elle a pour résultat immédiat l'extension des doigts. Pendant cette opération la sensibité revient dans l'annulaire, annoncée, comme elle l'a été pour les autres doigts, par un élancement douloureux vers la pointe. La pulpe du doigt devient la première sensible au contact. Une heure après, les deux dernières phalanges sont sensibles au contact et à la douleur, mais d'une façon plus complète sur la face palmaire. La main gauche est restée ouverte.

24 juin. Le poignet gauche n'est plus fléchi. Les doigts, assez mobiles, sont dans la demi-flexion. La sensibilité du membre n'a pas varié ; la moitié gauche du cou et de la face est moins analgésique qu'avant-hier ; la perception du violet est rétablie.

A droite, la sensibilité est redevenue normale dans le membre supérieur, mais la faiblesse est très-grande ; pression de la main nulle au dynamomètre.

Application de l'aimant à droite ; effets habituels. Faradisation légère du membre gauche ; surtout au niveau de la gouttière radiale de l'humérus ; à ce moment élancements douloureux à la pointe de l'index; on constate que la dernière phalange de ce doigt est devenue sensible à la piqûre.

Pendant ce temps, l'anesthésie provoquée à droite par l'aimant est complètement développée, avec sa limite supérieure ordinaire; il n'y a pas de transfert, de même que les jours précédents. La température de l'avant-bras a évidemment baissé; le reste du membre est paralysé. Une heure après l'enlèvement de l'aimant, l'état est le même, sauf qu'un léger mouvement de pronation est possible.

25 *juin*. A gauche, la main et les doigts sont tout à fait souples. La sensibilité s'est étendue à toute la deuxième phalange de l'index; sur les côtés de l'avant-bras, elle atteint le coude. La paralysie du mouvement n'a pas varié. A droite, il reste de l'expérience de la veille une parésie marquée, mais la sensibilité est parfaite. On provoque de la contracture; elle se produit un peu plus lentement que les jours précédents; en outre, elle ne s'accompagne pas d'abaissement de température.

26 *juin*. La main gauche conserve sa souplesse; du reste, il n'y a pas de changement. Application de l'aimant à droite. La contracture s'établit plus rapidement et sans abaissement de température (objectif ou subjectif).

27 *juin*. Même état. Application de l'aimant à droite, sans particularités notables. A gauche, les zones latérales sensibles de l'avant-bras sont presque contiguës supérieurement à la région dorsale.

28 et 29 *juin*. Applications de l'aimant à droite.

2 *juillet*. A gauche, état stationnaire. A droite, l'aimant produit rapidement et complètement la contracture. Il y a peu ou point de refroidissement; de plus, la diminution de la sensibilité est à peine marquée.

3 *juillet*. Les zones anesthésiques de l'avant-bras gauche ont disparu. La sensibilité a gagné le bras, dont elle occupe le tiers inférieur.

4 *juillet*. Application de l'aimant d'abord à droite, puis à gauche pendant un quart d'heure pour chaque côté. A gauche, il en est résulté la reproduction totale de l'état morbide antérieur avec perte de la sensibilité nouvellement récupérée. A droite, contracture comme dans les expériences antérieures.

5 *juillet*. Hier, les deux contractures ont duré, en s'affaiblissant jusqu'au soir. Ce matin, le membre gauche est, sous tous les rapports, dans le même état qu'avant l'expérience. Le droit est resté extrêmement faible. Production artificielle de la contracture à droite.

7 *juillet*. Application de l'aimant à droite.

8 *juillet*. Notre attention se porte sur l'état général de la malade. Ces jours derniers, les règles sont venues, mais peu abon-

dantes. Elles sont toujours précédées et accompagnées d'un gonflement apparent du cou (probablement du corps thyroïde) que nous avons constaté, et suivies d'une sorte de migraine, qui, cette fois, a duré trente-six heures. Depuis son entrée, Pauline J... n'a jamais cessé de se plaindre de douleurs constantes dans les régions ovariennes. Actuellement, embarras gastrique prononcé, faiblesse générale, voix presque éteinte. On prescrit un émétocathartique.

9 *juillet*. Etat général meilleur. Contracture artificielle.

10 *juillet*. *Idem*.

11 *juillet*. On provoque la contracture des deux côtés. Elle disparaît rapidement sur le tabouret de la machine électrique, par l'emploi de l'aigrette.

12 *juillet*. Production de la contracture double en agissant simultanément des deux côtés. A droite, on a mis le fer à cheval habituel ; à gauche, un barreau aimanté droit, présenté par un de ses bouts. Deux heures après, les contractures ne montrent aucune tendance à céder spontanément. La malade est alors placée sur le tabouret isolant. L'aigrette, déterminée par l'approche de la pointe métallique, fait disparaître les contractures en deux ou trois minutes. Ensuite, par le même procédé, on électrise les parties qui sont encore anesthésiques à gauche, c'est-à-dire la moitié supérieure du bras et de l'omoplate. Une douleur lancinante vive se fait sentir au niveau de l'acromion, sans qu'elle puisse être motivée par l'intensité, d'ailleurs très-modérée, de l'électrisation. La peau, dans cet endroit, est tout à coup devenue sensible à la piqûre. L'électrisation est continuée ; la sensibilité s'étend de proche en proche ; l'angle inférieur de l'omoplate est le dernier point délivré de l'anesthésie ; maintenant celle-ci a complètement disparu, et les petites étincelles électriques excitent partout une sensation douloureuse.

A la fin de la séance d'électrisation, qui a duré en tout douze minutes, le pouce de la main gauche est aussi conservé. La douleur lancinante de l'épaule continue à se faire sentir. On produit la contracture artificielle à droite et on la supprime par la faradisation.

Avant de se retirer la malade fait constater que le petit doigt de la main gauche commence à se mouvoir.

14 *juillet*. Contracture provoquée des deux côtés simultanément. Celle de gauche est très-rapide, avec refroidissement et anesthésie. L'électrisation statique remet les choses en état. A un moment la sensibilité à la piqûre et aux étincelles est moins vive à droite ; cette différence disparaît pendant l'opération. Vers la fin de la séance, le mouvement volontaire reparaît par l'index, l'annulaire et le médius, sans qu'il ait été constaté dans quel ordre cela s'était produit. Une demi-heure plus tard la malade vient

nous montrer que le mouvement des doigts a gagné en étendue.

15 *juillet*. Les mouvements des doigts sont assez amples, mais lents et faibles. La paralysie du reste des membres n'est pas modifiée. La douleur de l'épaule persiste, mais à un degré moindre.

Electrisation statique. On constate de nouveau une diminution relative de la sensibilité électro-cutanée à droite. Après la séance la malade peut étendre ou fléchir la main sur l'avant-bras, mais dans des limites très-restreintes. Il y a aussi des mouvements volontaires du biceps et du triceps, mais insuffisants pour mouvoir le membre.

16 *juillet*. Pas de changement notable ; les mouvements s'accentuent.

17 *juillet*. Mouvements de flexion et d'extension de l'avant-bras.

La contracture s'obtient de plus en plus facilement à droite, et devient plus tenace, même avec l'emploi de l'électricité statique. La douleur de l'épaule gauche a presque disparu. — 18 *juillet*. Même état ; électrisation statique.

19 *juillet*. Contracture artificielle obtenue facilement et, comme cela arrive depuis quelque temps, non accompagnée d'anesthésie ni de refroidissement. Electrisation statique faible.

20 *juillet*. Electrisation statique. Pendant la séance une douleur vive se fait sentir au coude gauche avec les caractères de celle qui a occupé l'épaule pendant quelques jours. Un peu moins de sensibilité électro-cutanée à droite. Pas d'autres changements.

21 *juillet*. La contracture artificielle se produit de plus en plus facilement, toujours sans anesthésie, et ne cède qu'à une électrisation prolongée.

23 *juillet*. Contracture artificielle. Electrisation statique. Sensibilité égale des deux côtés. La douleur du coude a disparu. — Voici dans quel état se trouve actuellement la malade. Le membre supérieur droit possède, dans l'intervalle des expériences tous ses mouvements et toute sa sensibilité, seulement il est faible et cela d'autant plus que sa contracture a été plus récemment provoquée.

Du côté gauche, l'ancienne anesthésie a complètement disparu, ainsi que la contracture ; mais les mouvements volontaires n'existent que pour les doigts et le poignet ; encore sont-ils lents et faibles.

La sensibilité des autres régions et des organes des sens s'est rétablie sous l'influence de l'électrisation statique. Il n'y a d'exceptions que pour la surdité qui persiste à gauche ce qui donne à penser qu'elle n'est pas de nature hystérique. Les autres symptômes, inappétence, dyspepsie, douleur ovarienne, ne sont pas amendés.

Le traitement sera continué suivant la même méthode pour l'affection locale. Quant à la maladie elle-même, on emploiera, autant que les circonstances le permettront, l'électricité statique.

Une pleuro-pneumonie vient à cette époque (fin de juillet) interrompre le traitement. On se borna à s'assurer pendant le cours de l'affection aiguë que l'aimant possédait toujours sa propriété contracturante et paralysante tant sur le côté sain que sur l'autre.

Lorsque, au commencement de septembre, on put recommencer des séances régulières, les faibles mouvements des doigts et du poignet qui existaient au moment de l'interruption du traitement, avaient complètement disparu. Le membre était souple, mais tout à fait paralysé. Quant à la sensibilité, elle était seulement diminuée.

Les premières applications d'aimant sur le côté sain permirent de constater la tendance déjà notée de la contracture artificielle à devenir de plus en plus tenace. Il fallait pour la faire disparaître une électrisation laborieuse, surtout si, à défaut de la machine, on se servait du courant induit. Il restait pendant toute la journée une parésie très-prononcée, circonstance qui contrariait vivement la malade. — En conséquence de cet état de choses, l'emploi de l'aimant fut réservé pour les explorations éventuelles, et le traitement consista exclusivement dans l'électrisation statique. Rappelons comment celle-ci était pratiquée : la malade, placée sur un isoloir, était mise en communication avec le conducteur de la machine. On tirait des étincelles des différents points du membre paralysé, de manière à provoquer des secousses dans les muscles sous-jacents. Les séances étaient quotidiennes ou à peu près, et leur durée d'environ dix minutes. dont la plus grande partie est occupée par le simple *bain électrique*.

Sous l'influence de ce traitement, l'amélioration fut rapide, le mouvement des doigts fut rétabli dès la première séance. — Au commencement d'octobre, M. Charcot présenta la malade dans une de ses leçons, pour montrer la production de la contracture artificielle. — Il y avait déjà des mouvements étendus de la main et de l'avant-bras. A une autre leçon du mois de décembre, la malade pouvait élever la main au-dessus de sa tête. — Enfin, dès les premiers jours du mois de janvier, il n'y avait plus trace de l'affection. Pauline J... se servait et se sert actuellement de sa main, comme avant d'être malade [(elle est gauchère). Au point de vue de la paralysie, on peut donc considérer la guérison comme complète dès cette époque. Quant à l'hystérie elle-même, on ne peut pas en dire autant : bien que la sensibilité générale et spéciale soit parfaite, il reste l'ovarie, et surtout la possibilité toujours présente de reproduire la contracture et la paralysie, signe dont M. Charcot a fait ressortir la valeur diagnostique et pronostique.

L'état général serait toutefois assez bon sans une périostite du
conduit auditif externe, qui, dans ces derniers temps, a donné lieu
à divers accidents locaux. — On se rappellera que nous avons
noté la surdité à gauche, mais en faisant remarquer que la fixité
de ce symptôme nous faisait douter *a priori* de sa nature hystérique. Un examen ultérieur a fait découvrir une large perforation
du tympan, avec inflammation chronique de la caisse.

Le traitement a été suspendu le 20 janvier. Le 8 février nous
constatons l'absence de l'hyperesthésie ovarienne et de tout
autre symptôme hystérique ; la force musculaire mesurée au
dynamomètre de Burq est de 50 kilos pour la main gauche et de
45 pour la droite. (Pauline J. est gauchère; on se le rappelle.) Ce
sont les chiffres d'un homme ordinaire. La menstruation qui n'a
jamais manqué depuis le début du traitement, mais d'abord peu
abondante et douloureuse, est devenue graduellement régulière.

Enfin, deux applications d'aimant de vingt minutes chacune,
faites successivement sur les avant-bras ne donnent lieu à aucune
apparence d'anesthésie ou de contracture. C'est la première fois
qu'un fait pareil se produit chez Pauline J. Il indique le changement profond survenu dans son état général. On peut donc
croire maintenant à une guérison complète, aussi bien de l'hystérie elle-même que de sa manifestation locale.

De même que les plaques métalliques et que l'électricité,
nous avons à signaler à l'actif de l'aimant la guérison *permanente* d'une anesthésie de cause toxique. L'observation
suivante en est une preuve ; elle est de M. Debove et a
paru dans le *Progrès médical* du 8 février 1879.

Observation X.

Marcheras, peintre, âgé de 26 ans, couché au lit nº 26 de la
salle Saint-Augustin. Rien à noter dans ses antécédents ; il n'a
pas eu de rhumatisme, ni de syphilis ; jamais il n'a fait d'excès de
boisson.

Peu de jours avant son entrée à l'Hôtel-Dieu, il eut avec des
camarades une discussion à la suite de laquelle il fut conduit à la
Préfecture de police, accusé d'avoir résisté à des agents ; il n'a
que des notions fort vagues sur la façon dont les choses se sont
passées, et le jour de son admission à l'hôpital, il dit avoir été
ramassé sur la voie publique à la suite d'une attaque d'épilepsie.

On constate dès ce moment l'existence d'une hémiplégie gauche. Les mouvements des membres de ce côté sont très-difficiles, la commissure correspondante est plus rapprochée de la ligne médiane, la paupière tombe légèrement ; les mouvements réflexes sont diminués dans les mêmes parties, mais l'excitabilité électrique de leurs muscles est conservée. Il existe à l'épaule gauche, à la hanche, aux malléoles, des douleurs assez prononcées et des fourmillements continuels dans la partie gauche du corps. De ce côté les excitations douloureuses ne sont plus perçues excepté à la partie interne du bras et de l'avant-bras, à la pulpe des doigts, à la partie interne et supérieure de la cuisse, à la partie postérieure de la jambe, à la pulpe des orteils. La sensibilité à la température est perdue dans les mêmes points que la sensibilité à la douleur. Les notions de la forme, de la consistance et du poids des objets appréciés à l'aide de la main gauche, les yeux fermés, sont fort vagues. Les sens spéciaux présentent également des troubles ; la vue est très-affaiblie du côte gauche ; il n'y a pas de strabisme. En bouchant la narine droite, le malade ne perçoit aucune sensation en respirant de l'éther ou de l'ammoniaque ; on ne provoque aucune sensation en excitant mécaniquement la muqueuse olfactive du côté gauche. Une montre étant tenue à un millimètre de l'oreille gauche, le sujet ne perçoit aucun bruit. On ne constate pas de troubles trophiques, et les parties gauches du corps présentent le même aspect que les parties correspondantes du côté opposé. Il n'existe pas de troubles marqués des divers appareils splanchniques, la sécrétion urinaire est normale ; il y a un peu de dyspepsie et un liséré gingival caractéristique.

Les jours suivants le malade tombe dans une espèce de somnolence dont il est difficile de le tirer ; les réponses sont lentes la parole gênée, la voix basse et hésitante, la céphalalgie intense, les fourmillements s'accusent du côté paralysé.

On prescrit du bromure et de l'iodure de potassium.

Pendant un mois l'état général du malade s'améliore petit à petit quoique les progrès soient interrompus de temps en temps par des accès de convulsions.

Ce qu'il nous importe de savoir c'est que l'état de la sensibilité est toujours resté le même, qu'il y a eu persistance de l'anesthésie.

Au premier janvier, M. Debove prit la direction du service. A ce moment le nommé M... ne présentait plus qu'une hémiplégie gauche portant à la fois sur la motilité et la sensibilité... la constriction qu'il pouvait exercer de la main gauche était notablement inférieure à celle qu'il pouvait produire avec la main droite. L'hémianesthésie était complète. A la face interne des bras et à la pulpe des doigts il existait encore une légère sensibilité : en ces points les irritations pour être perçues devaient être assez vives, elle ne l'étaient en outre qu'avec un retard appréciable. Tous les autres points pouvaient être irrités, piqués, pincés non-seulement sans que le sujet perçût aucune douleur, mais sans même qu'il en eût conscience; il en est de même des muqueuses de la moitié droite de la bouche, de la narine correspondante, de la conjonctive et de la cornée. Les sens spéciaux étaient également affectés ; des substances amères telles que l'aloès et la coloquinte ne produisaient aucune sensation appliquées sur la moitié gauche de la langue ; il en était de même des substances odorantes. Si on avait soin de boucher la narine droite, elles ne donnaient lieu à aucune sensation, l'audition de l'oreille gauche était abolie, M. Landolt examina les yeux de notre malade le 8 janvier, l'œil gauche distingue à peine les doigts de la main, il ne reconnaît pas les couleurs qui paraissent toutes d'un gris de nuance variable.

L'œil droit compte les doigts à quatre mètres et demi et avec une certaine difficulté. Le rouge est la couleur la mieux perçue, le vert est perçu également, le bleu et le violet semblent noirs, le jaune paraît blanc, et l'orange tantôt rouge, tantôt orange. Il existe deux scotomes circulaires concentriques dans le champ visuel.

Le 12 janvier on conduit le malade à la Salpêtrière pour être soumis à l'application de l'aimant.

La main du malade fut placée au contact d'un aimant. Un quart d'heure après la sensibilité était revenue dans presque toute la moitié gauche du corps. Les seuls points de l'enveloppe cutanée où elle ne soit pas revenue étaient une partie de l'aile gauche du nez et la plante du pied du côté gauche. La moitié gauche de la langue et la moitié correspondante de la muqueuse buccale et pharyngée, la muqueuse nasale du côté gauche étaient également restées insensibles aux excitants généraux et spéciaux. Une application prolongée de l'aimant sur la main, puis sur la langue ne changea rien à cet état de choses. M. Landolt voulut bien examiner les yeux. Avant l'application de l'aimant, nous nous étions assurés que la vision du malade présentait des troubles identiques à ceux que nous avons relatés plus haut. Un quart d'heure après son application l'œil gauche put compter les doigts de la main à une distance de 40 centimètres et distinguer toutes les couleurs. Le champ visuel, qu'on n'avait pu examiner précédemment à cause de la faiblesse de la vue, est de configuration normale et un peu rétréci... Le malade indique en outre plusieurs parties insensibles aux excitations lumineuses, qui font très-nettement reconnaître un scotome annulaire. L'acuité visuelle de l'œil droit est égale au tiers de la normale, il distingue toutes les couleurs sans hésitation. Son champ visuel s'est agrandi. Il existe deux scotomes annulaires.

Nous trouvons à la suite de l'observation de M. Debove que nous avons reproduite plus haut, la relation de certaines circonstances dans lesquelles s'est manifestée la guérison et qui seraient pour nous un excellent argument contre les avocats de l'*expectant attention*. Voici textuellement la note de M. Debove :

« .... Nous n'avons pu influencer le malade, la guérison ayant eu lieu à un moment où nous ne l'attendions guère ; voici en effet comment les choses se sont passées. Pour répondre aux auteurs qui soutiennent que l'imagination joue le rôle principal, nous résolûmes de faire d'abord une fausse expérience. La main du sujet fut placée entre les deux pôles de l'électro-aimant de Faraday, sans qu'on les mît en communication avec la pile ; au bout d'un quart d'heure, la sensibilité était revenue, à la grande stupéfaction du malade et un peu aussi à la nôtre. Que s'était-il passé ? Les barres de fer doux de l'appareil qui servaient depuis un certain temps, s'étaient aimantées, elles attiraient le fer de la façon la plus manifeste et l'action de l'aimant s'était produite à notre insu. Dira-t-on encore ici que l'imagination de l'opéré et des opérateurs a joué le rôle principal ? »

Les anesthésies de cause organique sont aussi parfois justiciables de l'action de l'aimant; nouveau point de ressemblance avec les plaques métalliques (Ronsille et Petit) et avec l'électricité (observations de M. Vulpian). Comme nous venons de le dire, l'aimant agira là parfois où les autres agents ont échoué. Le cas suivant le montre clairement.

Cette observation a été recueillie par nous pendant notre internat dans le service de M. Dumontpallier. Le malade qui était dans le service depuis près d'un an avait eu une attaque d'hémorrhagie cérébrale à la suite de laquelle il lui était resté de l'hémiplégie motrice et sensitive. L'hémiplégie motrice céda petit à petit et le malade put se considérer comme guéri au bout de quelques mois. Néanmoins, l'hémianesthésie persistait toujours. Notre prédécesseur dans le service, M. Boussi , à qui nous devons la première moitié de l'observation, essaya l'action de plusieurs métaux sans obtenir de résultats. A notre tour, nous proposâmes à M. Dumontpallier d'essayer l'action de l'aimant et nous obtînmes le résultat qu'on peut voir.

OBSERVATION XI.

Hémianesthésie cérébrale organique. — Action incomplète de la métallothérapie. — Action favorable et complète de l'aimant.

Le nommé Bournègue Jean, âgé de 45 ans, *miroitier*, entre le 1er février 1878, dans le service de M. DUMONTPALLIER, salle Saint-Raphaël, n° 39, pour une hémiplégie droite accompagnée d'hémianesthésie *complète* du même côté.

Cet homme, dont le métier consiste à étamer des glaces, a présenté quelques signes de l'intoxication mercurielle ; tremblement, salivation abondante, chute de quelques dents. Entré à l'hôpital pour ces accidents il fut traité par l'iodure de potassium et les bains sulfureux.

Il affirme n'avoir jamais fait d'excès. Du reste il ne présente aucun signe d'alcoolisme et d'infection syphilitique. Il n'a jamais eu de rhumatismes. Il y a cinq ans, il eut une pneumonie ; il y a trois ans, une bronchite aiguë.

Son père est mort subitement d'une indigestion ; sa mère se plaignait souvent de douleurs rhumatismales. Le début de sa maladie actuelle remonte au 27 décembre 1877.

En se réveillant, il trouve toute la moitié droite de son corps engourdie. Il se lève cependant ; mais, en prenant son pantalon, il tombe et reste étendu sur le plancher, *sans connaissance*, pendant plus de vingt minutes. Après être revenu à lui, il remonte comme il peut dans son lit ; mais il lui est impossible de se servir de son bras droit et de sa jambe droite, qui sont, dit-il, d'une *roideur extrême* et *contournés*.

Déjà, depuis plusieurs jours, il souffrait d'une douleur continue, très-vive, déchirante dans la région sus-orbitaire droite.
Elle avait même été précédée d'une douleur diffuse occupant
tout le front et s'irradiant dans le reste de la tête. Cette douleur
s'exaspérait deux ou trois fois dans la même journée, surtout le
soir. Enfin, il avait remarqué que sa vue se troublait *du côté
droit* et que souvent il éprouvait de la difficulté à abaisser *la
paupière supérieure.*

A la suite de son attaque, il garda le lit pendant quatre jours
sans pouvoir faire le moindre mouvement du côté paralysé. Pas
de céphalalgie, mais tête lourde, pesante.

Les mouvements revinrent le sixième jour. Ils apparurent
d'abord dans le *bras droit,* puis dans la *jambe droite.* La roideur
disparut peu à peu. Au fur et à mesure qu'elle disparaissait, des
fourmillements survenaient, et ils devinrent bientôt continus.
Dès lors, il put marcher, mais avec difficulté, en s'aidant d'un
bâton et en s'appuyant aux meubles.

Il remarqua que *sa vue avait beaucoup faibli* du côté paralysé;
que *l'oreille droite* n'entendait plus. D'ailleurs, depuis le jour
de son attaque, elle était le siége de bourdonnements constants
semblables aux roulements d'une voiture.

Il resta dans cet état tout un mois sans faire de traitement et
se traînant avec difficulté.

Etat actuel. 4 février 1878. Le malade présente une *hémiparé-
sie droite*; il fauche en marchant et se sert difficilement du
membre supérieur.

On le reçut dans le service le jour de la consultation parce
qu'il présentait une *hémianesthésie* bien nette du côté de sa paralysie. Toutes les sensibilités sont abolies : contact, douleur,
température. On traverse la peau de part en part sans provoquer
de douleur ni faire saigner.

La tête, le cou, le tronc sont aussi insensibles. Une forte pression exercée sur les masses musculaires n'est même pas sentie.
La muqueuse buccale, la langue, les lèvres peuvent être piquées
impunément dans leur moitié droite.

Le malade ne sent pas les odeurs du côté paralysé.

L'amertume de la coloquinte n'est pas perçue de ce côté.

La pupille droite est dilatée. La vue est presque nulle : il voit
continuellement des brouillards très-épais qui empêchent de dis-
cerner les objets, même très-rapprochés.

L'examen ophthalmoscopique est négatif.

L'ouïe est complètement abolie; bourdonnements continuels.

A gauche tous ces organes sont intacts.

Troubles du mouvement. — La paralysie faciale est peu pro-
noncée. Le voile du palais est légèrement abaissé du côté paralysé.

La langue est un peu déviée à gauche. Pendant la mastication il porte les aliments à gauche : à droite *ils donnent la sensation de plâtre, de terre et s'engagent facilement entre les dents et la joue.*

La parole est comme embarrassée : il semble au malade que sa langue est très-épaisse, qu'elle emplit sa bouche. D'ailleurs les mots n'arrivent plus aussi rapidement pour exprimer la pensée.

Au dynamomètre la force musculaire est nulle.

Le chatouillement de la plante du pied droit *provoque des réflexes exagérés.*

Pour marcher il est obligé de s'aider de la vue. Il traîne la jambe. Il lui semble qu'il marche sur du coton, du caoutchouc. Rencontre-t-il une *aspérité*, son pied malgré lui se relève avec force.

Lenteur de la miction. Léger affaiblissement des facultés intellectuelles, principalement de la mémoire.

15 *février*. — Depuis quelques jours il est pris de maux de tête aussi violents que ceux qui précédèrent sa paralysie. Ils arrivent chaque soir à 6 heures, pour ne disparaître que le lendemain matin vers 7 heures.

Application des plaques de cuivre sur le front. Le lendemain il raconte que son mal de tête a duré moins longtemps, et qu'il a mieux dormi. On continue à mettre des plaques de cuivre deux ou trois fois. Son mal de tête disparaît complètement. Il prétend même que son oreille se *débouche* et que sa vue s'améliore.

En effet, il voit un peu le bleu et le blanc qui lui paraissent bleu-noir et blanc-noir (foncé ?)

Malheureusement le mieux ne continue pas *malgré l'application des plaques de cuivre.* Jamais nous n'avons pu ramener la sensibilité. Les essais avec les autres métaux : or, argent, zinc, fer, étain, platine ont été sans résultats.

Toute cette première partie de l'observation a été recueillie par notre ami et collègue Boussi, qui m'a précédé comme interne dans le service de M. Dumontpallier. En entrant dans le service, on me raconta l'histoire que je viens de rapporter. C'est alors que, me rappelant la guérison du malade de M. Debove, à la Salpêtrière, guérison dont j'avais été moi-même témoin, je proposai à M. Dumontpallier la thérapeutique par l'aimant. M. Vigouroux eut l'obligeance de venir lui-même en faire l'application :

Observation (*Suite*).

25 *janvier* 1879. — Le côté paralysé n'a pas recouvré la sensibilité. Cependant le malade dit qu'il sent mieux le sol en marchant.

L'anesthésie sensorielle (*côté droit* de la langue, — oreille droite) persiste au même point.

De l'œil gauche le malade distingue toutes les couleurs. De l'œil droit il les distingue toutes (violet, rouge, jaune, bleu) sauf le vert foncé. — Le 3 février, M. Vigouroux place un aimant de dimension moyenne devant la partie externe de l'avant-bras anesthésié en tournant les extrémités de l'aimant vers la peau. On le laisse en place pendant dix minutes.

A l'exploration avec une épingle on constate que la sensibilité est en partie revenue sur toute la moitié du corps anesthésiée. On le laisse encore cinq minutes en place, et alors on constate que la sensibilité est entièrement revenue et qu'elle est égale à celle de l'autre côté. L'œil du côté anesthésié a recouvré la perception nette des couleurs, et les distingue toutes. En revanche le vert a disparu du côté gauche.

Quinze jours après la sensibilité persistait partout ; sensibilité cutanée, gustative, auditive ; elle est égale à celle de l'autre côté.

Ces notes remontent déjà à quelques mois (mai 1879) et la guérison du malade s'est maintenue.

C'est là, nous croyons, un des plus beaux exemples de l'efficacité de la métallothérapie contre les hémianesthésies de cause organique. Il ne semble pas possible ici de s'arrêter aux objections de l' « *expectant attention* » ni d'accorder aucun rôle à l'imagination. Il ne s'agit pas ici d'hystérique, et l'homme dont nous parlons est un simple ouvrier d'une intelligence fort limitée. Ce n'est jamais devant lui, à dessein, que nous causions des effets possibles de l'application de l'aimant, et quand M. Vigouroux vint en faire l'essai, le malade ne pouvait soupçonner ce que nous espérions obtenir.

Nous avons vu plus haut que M. Dumontpallier eut l'idée d'appliquer des plaques métalliques sur la peau de quelques femmes qui, sans présenter des phénomènes d'hysterie major, pouvaient néanmoins à bon droit être considérées comme atteintes d'un nervosisme exagéré. Nous avons rapporté parmi les nombreuses observations que nous avions à notre disposition, celle qui nous paraissait la plus probante ; la femme avait une sensibilité parfaitement normale : il a suffi d'une application de quatre petites plaques d'or pendant deux heures pour amener une insensibilité locale.

Nous voulons maintenant faire connaître un cas semblable où l'agent métalloscopique dont on s'est servi a été l'aimant. L'observation est de M. Landouzy, chef de clinique à la Charité, et a paru dans le *Progrès médical* du 25 janvier 1879.

La nommée Marie L.... est entrée dans le service de M. le professeur Hardy à la fin d'août 1878, pour des accidents d'hysterie major (contractures paralysées-hémianesthésie chorée saltatoire) qui se sont succédé jusqu'à la fin d'octobre, ne présentait plus, au moment où fut faite la première application d'aimant, d'autres manifestations hystériques qu'une humeur un peu fantasque, que des sensations pénibles (clous, boule) et des accès de météorisme considérable provoquant des douleurs abdominales très-vives. Ajoutons qu'à la date du 2 janvier la malade ne présentait aucune trace d'anesthésie...

Voulant la soumettre à l'épreuve de l'aimant, sans qu'elle sût ce qui allait lui être fait, nous commençâmes par bander les yeux de la malade qui reposait, au lit, dans le décubitus horizontal ; comme à ce moment L... se plaignait de douleurs dans le ventre distendu par un météorisme

considérable, nous mîmes les pôles de l'aimant immédiatement en contact avec les parois abdominales au niveau
de la région ombilicale. L... (qui ignorait ce qu'on faisait
et ce qu'on cherchait) n'accusa d'autre sensation que celle
du froid exactement perçue dans les points de contact...

Deux minutes environ après le début de l'expérience,
nous surprîmes (c'est là un détail dont nous verrons tout
à l'heure toute l'importance) dans le poignet droit et dans
la commissure labiale droite de petits mouvements convulsifs ; au même instant la parole de la malade (ne ressen-
tant rien de particulier, elle continuait à répondre à nos
questions) se ralentit et s'alourdit comme le fait la con-
versation d'une personne qui *tombe de sommeil*, puis la
malade se tut ; c'est alors que nous eûmes beau élever la
voix, solliciter son attention en lui prenant la main, en lui
secouant le bras, en la pinçant, en la piquant même fortement, rien n'y fit ; la malade semblait plongée dans un profond sommeil avec anesthésie générale et résolution musculaire. Voyant durer cet état qui ressemblait (n'était l'anesthésie absolue) à un sommeil naturel, nous retirâmes
l'aimant : au bout de six secondes nous surprîmes dans le
poignet droit et dans la commissure labiale droite de
petits mouvements cloniques absolument semblables
comme siége, comme étendue et comme intensité, à ceux
que nous avions constatés avant que la malade ne fût en-
dormie, puis la malade, dont on avait débandé les yeux,
ouvrit les paupières et sembla sortir d'un sommeil profond,
ne se rappelant qu'une chose, c'est qu'on lui avait mis sur
le ventre quelque chose de froid qu'elle ne sentait plus :
à ce moment non-seulement la malade sentit très-exacte-
ment qu'elle n'avait plus rien sur le ventre, mais encore
elle porta les yeux et la main sur la face interne des avant-

bras sur lesquels on avait par transfixion fait des piqûres qui devenaient le siége d'un peu d'urticaire ; de fait la sensibilité était revenue sur toute la surface du corps...

Nous résumons la suite de l'observation :

Toutes les tentatives de contrôle : bandage simple des yeux ; application d'un morceau de fer doux ayant la forme d'un aimant échouèrent *toujours*, et *toujours* l'application de l'aimant soit sur le ventre, soit à l'avant-bras, amenait les mêmes phénomènes que ceux que nous venons de relater.

CHAPITRE V.

Théories.

Nous avons vu au début de notre travail que la métalloscopie et la métallothérapie sont de date très-ancienne, et cependant on peut dire que telles qu'elles existent aujourd'hui, elles sont de création toute récente, ou, pour mieux dire, on peut partager l'histoire de la métalloscopie en deux époques (a), la première entièrement empirique, dont l'origine se perd dans l'histoire et qui se termine par les travaux de M. Burq (b), et une seconde qui date des travaux de la commission de la *Société de Biologie*.

Il semble, au premier abord, téméraire de vouloir fonder une théorie sur des faits aussi peu nombreux que ceux qui existent jusqu'à présent, et cependant, dès les premières découvertes, on s'est ingénié à en rechercher l'explication et à essayer de formuler une loi qui régît tous les faits semblables, qui les englobât tous et qui permît même de prévoir ce que, dans telles ou telles conditions, on serait sûr de trouver.

Cette tendance de l'esprit a le grand mérite de pousser à l'étude approfondie et complète de toutes les questions, de faire qu'on n'en laisse échapper aucun détail ; mais elle a aussi ce désavantage, c'est que la première théorie qui éclot est rarement viable : on ne tarde pas à trouver des faits contradictoires qui la démentent, des reproches en ce qui concerne les procédés opératoires, et une deuxième théorie surgit pour prendre sa place. Celle-là devient bientôt insuffisante et est remplacée par une troisième.

C'est ce qui est arrivé pour la métalloscopie. Nous nous sommes promis, en commençant, de faire connaître au moins dans leur substance les explications diverses qui se sont succédé.

Quand les premiers faits qu'avait constatés M. Burq furent portés à la connaissance de la Société de Biologie, plusieurs membres attribuèrent l'action des métaux à une action électrique déterminée par le contact des métaux avec la peau. La commission qui avait émis une semblable hypothèse institua des expériences qui devaient bientôt en confirmer la valeur. Mais déjà cette vérification avait été faite par M. Bourneville à l'aide d'une petite pile au sulfate de cuivre (1).

Mon ami P. Regnard fut donc chargé : 1° de rechercher si les métaux appliqués sur la peau déterminaient des courants électriques. Les expériences faites dans ce but permirent d'affirmer qu'en effet l'application des métaux sur la peau donnait naissance à des courants électriques faibles, qui furent mesurés avec le galvanomètre de Dubois-Reymond. De plus, la commission constatait que les courants faibles variaient d'intensité suivant les métaux. Deux plaques d'or appliquées sur la peau donnaient des courants de 2° à 12°, tandis que des plaques de cuivre donnaient des courants de 40 à 45°.

____

(1) *Iconog. phot. de la Salpêtrière*, 1878, p. 137, et *Année médicale* pour 1878, p. 228.

Ce dernier fait étant établi, il était rationnel de se poser cette seconde question : des courants de même intensité, fournis par une pile électrique, donneraient-ils des résultats analogues aux résultats obtenus par l'application des métaux. Des expériences permirent d'affirmer que ces courants rendaient aux malades anesthésiques la sensibilité générale et spéciale lorsqu'on faisait usage de courants électriques dont l'intensité était égale à l'intensité des courants métalliques, c'est-à-dire que telle malade, impressionnable à l'or, réclamait un courant faible de 2° à 12°, et que telle autre malade impressionnable à l'action du cuivre, réclamait un courant de 40 à 45°. C'était là un fait d'un grand intérêt et qui avait pour conséquence cette conclusion : à savoir que l'idiosyncrasie métallique révélait d'emblée la force du courant électrique à mettre en usage pour obtenir, par l'électricité, des résultats analogues aux résultats obtenus par l'application du métal.

Mais de nouvelles expériences plusieurs fois répétées sur les mêmes malades révélèrent que des courants d'intensité variable pouvaient ramener la sensibilité. Toutefois, ces courants n'étaient actifs qu'en marquant un nombre de degrés déterminé, si bien qu'il existait dans l'échelle galvanométrique des points neutres au-dessus et au-dessous des points actifs.

A la séance de la Société de Biologie du 27 juillet 1878, M. Onimus a présenté un ouvrage ancien du Dr Coudret, intitulé : *Recherches médico-physiologiques sur l'électricité animale.* En faisant abstraction de ce que les idées contenues dans cet ouvrage offraient de suranné, M. Onimus fait remarquer que les théories qui y sont exprimées se rapprochent beaucoup de celles qu'il a soutenues depuis longtemps. En effet, on y fait jouer un rôle important aux courants électriques naturels qui existent dans le corps humain. M. Onimus a également cherché à démontrer que ce sont ces courants qui ont lieu dans les tissus et qui ont été pris par divers auteurs pour des courants propres aux muscles et aux nerfs qui sont la véritable cause de tous ces phénomènes. Les expériences faites par Coudret indiquent que l'électricité naturelle est négative pour l'enveloppe cutanée ; c'est également l'électricité négative que M. Onimus a vu agir le plus rapidement chez les hystériques anesthésiées.

Tous les faits de la métalloscopie trouvent facilement leur explication non-seulement dans les courants électriques faibles qui se font artificiellement pour les métaux, mais encore par la production de courants naturels qui se forment dans tous les tissus. En un mot, quelques-uns des phénomènes pourraient être obtenus, d'après M. Onimus, avec une plaque métallique telle que du platine, qui ne serait nullement attaquée par les liquides ou la sueur, et agirait uniquement comme compensateur.

L'opinion de M. Onimus peut donc se formuler ainsi : action chimique du métal sur la peau ; par suite, production d'un courant ; enfin induction exercée par ce courant sur ceux qui existent dans l'organisme.

Le phénomène initial et essentiel serait l'action chimique des sécrétions cutanées sur le métal.

M. Vigouroux vient s'élever contre cette manière de voir. Il s'appuie sur des expériences où cette action chimique n'est modifiée en rien et où, cependant, l'effet habituel du métal est complètement empêché ; par exemple, la superposition d'un autre métal à celui qui est en contact avec la peau. Il faut pour que cet empêchement ait lieu, que le sujet en expérience ne soit pas sensible au métal surajouté, condition dont on ne voit pas le rapport avec l'action chimique de la peau.

En second lieu, on obtient les effets des métaux par des procédés électriques où l'on ne peut manifestement invoquer l'existence d'un courant. Ainsi l'électricité de frottement donne les mêmes résultats que les applications métalliques ; la seule différence est un degré supérieur d'énergie et d'étendue.

Ainsi, d'une part, l'action chimique de la peau sur le métal n'est pas la condition essentielle du phénomène électrique, et d'autre part, ce phénomène électrique n'est pas nécessairement un courant. Voici pour M. Vigouroux le mode d'action du courant : une pile étant bien isolée, l'application d'un seul de ses pôles donne lieu aux mêmes modifications de la sensibilité que le courant lui-même. Ici, ce qui agit, c'est évidemment la tension de l'électricité accumulée à ce pôle. Lorsqu'on fait passer un courant, on n'a pas autre chose que cette même action unipolaire sur deux points différents. On pouvait prévoir ce résultat en observant qu'un seul élément a, pour produire les phénomènes dont il s'agit, autant d'efficacité que trente, ce qui suppose une condition indépendante du courant lui-même.

La condition première pour la production de phénomènes métalloscopiques est *une variation en plus ou en moins durant un temps variable suivant les sujets, de la tension électrique sur une portion limitée du corps.*

Pour faire comprendre comment les applications métalliques déterminent cette variation, M. Vigouroux entre dans quelques explications.

Les physiciens admettent que le simple contact est une

source d'électricité, c'est la théorie de Volta. Deux métaux se chargent par le seul effet du contact, indépendamment de toute action chimique, d'électricités différentes. Ce qui a lieu pour deux métaux a également lieu pour un métal et un liquide, etc. La force électro-motrice ainsi développée varie suivant la nature des corps juxtaposés; s'il y a plusieurs de ces corps disposés en série, la distribution de l'électricité entre eux est réglée par la loi des tensions. C'est cette loi des tensions qui nous permet de nous rendre compte de la façon la plus simple et la plus générale de ce qui se passe soit dans les applications métalliques ordinaires, soit dans l'expérience de deux ou plusieurs métaux superposés. Les métaux s'électrisent négativement au niveau de la peau.

D'ailleurs, l'auteur est le premier à faire remarquer qu'il ne prétend aucunement donner une théorie complète et définitive. « Notre explication, dit-il, ne donnera pas *a priori* la raison pour laquelle tel métal agit sur un troisième individu et pas sur un autre. On peut supposer cependant que le minimum de variation de tension nécessaire est différent suivant les individus, et que la sensibilité métallique n'a lieu que pour le métal dont la force électro-motrice correspond à ce minimum. Il y aurait là quelque chose d'analogue à ce que M. P. Regnard a vu dans ses expériences sur les courants très-faibles. L'excitation unipolaire, dont la tension est toujours connue, fournit un moyen commode d'établir des comparaisons. »

Telles sont, en résumé, les diverses explications qu'ont fait naître les travaux récents sur la métalloscopie et la métallothérapie. De toutes parts, d'ailleurs, ceux qui cherchent à ramener tous ces faits à une théorie sont les premiers à reconnaître qu'ils n'ont pas encore trouvé la formule qu'ils recherchent, que bien des faits leur échappent, et qu'enfin chaque jour ils découvrent un point nouveau. Serait-on, d'ailleurs, définitivement fixé sur le processus physique extérieur initial, il resterait encore à trouver la théorie de l'enchaînement des faits physiologiques dont il est le point de départ. Parmi ces faits, un des plus singuliers est le mode de propagation des phénomènes, c'est-à-dire la succession suivant laquelle les différents organes ou tissus répondent à l'action locale du métal. Cette propagation se fait à la fois en surface et en profondeur, suivant une direction parfaitement déterminée, mais absolument indépendante de toute distribution nerveuse ou vasculaire.

Un autre fait plus connu est le transfert. Nous rappellerons qu'il présente trois variétés, suivant l'état de la sensibilité de la malade examinée.

1° Anesthésie déterminée par la production de la sensibilité sur le point symétrique ; 2° réciproquement sensibilité déterminée par la production de l'anesthésie ; 3° anesthésie déterminée par l'anesthésie.

En outre, le retentissement à distance se fait non-seulement d'une moitié latérale du corps, mais aussi de la moitié supérieure à l'inférieure, du même côté de la ligne médiane.

En terminant notre travail, nous ne pouvons résister à la satisfaction de répondre, en quelques mots, à une certaine Ecole anglaise, dont les adeptes professent un mépris absolu, non-seulement pour les résultats acquis de ce côté-ci de la Manche en métalloscopie et métallothérapie, mais qui, dans leur modestie, ont la naïveté de croire et de laisser entendre qu'eux seuls connaissent bien ce dont ils parlent. Il a été soutenu, l'année dernière (1878), à la Faculté de médecine, une thèse par le Doct. Oscar Jennings sur les divers traitements de l'hystérie. Ce travail, qui n'est qu'une étude historique de la question, n'aurait pas fixé notre attention, si ce n'est qu'on peut le considérer comme représentant les idées de la sus-dite Ecole.

Hughes Bennett, Donkin, Carpenter, Noble, pour n'en citer que quelques-uns, se sont successivement inscrits en faux contre tout ce qui a été fait, en France, en métalloscopie et en métallothérapie.

Laissons leur la parole :

M. Hughes Bennett *(Metalloscopy et metallotherapy, Brain*, part. III, p. 331) est d'avis que les effets attribués aux applications métalliques sont très-vraisemblablement dus à une *action mentale*, et voici ses raisons : l'action des métaux est incertaine et inconstante; il n'y a pas de métal spécialement approprié à un malade donné et tel métal qui réussit un jour manque son effet le lendemain ; enfin, il n'est pas besoin de métaux, et la preuve c'est que chez une femme affectée depuis plus d'un an d'hémianesthésie et d'hémianalgésie complètes, il a appliqué deux boutons de bois sur le bras, et qu'au bout d'une demi-heure la sensibilité était redevenue parfaitement normale. Cette observation avec les disques de bois a été souvent répétée, et les résultats ont été aussi constants qu'avec un métal quelconque.

M. Horatio Donkin, dans le *British Medical Journal,* du 26 octobre 1878, fait, à ce qu'il appelle les « *expériences de la Salpêtrière,* » le grave reproche de manquer de *rigueur expérimentale*. Devant une telle assertion, il ne nous reste plus qu'à courber la tête et à ... sourire.

Puis, c'est M. Carpenter qui déguise sous une forme, un peu plus arrondie, le peu de confiance qu'il croit devoir accorder aux travaux qui ne sont pas de lui. Il prétend tout renverser avec la fameuse objection de l'*expectant attention* ou comme il l'appelle l'*expectancy*. (*British Medical Journal*, n° 937.) Il l'expose en deux mots :

« L'attention fixée avec force et persistance sur une partie affecte soit sa circulation, soit son innervation, soit les deux à la fois. Naturellement, les effets de l'attention sont beaucoup plus marqués lorsqu'il s'y ajoute la prévision expresse de quelque résultat déterminé. Le système vaso-moteur est la voie probable de cette influence. »

Plus loin, il ajoute :

« Dans les récentes observations cliniques de M. Charcot et dans le compte-rendu qu'en a donné M. Gamgée, cette puissante cause d'erreur est presqu'entièrement ignorée. Il ne comprend pas qu'on ait si facilement cru à l'action des aimants et des solénoïdes sur la catégorie des malades particulièrement impressionnables sur laquelle on expérimentait, sans prendre les précautions que l'expérience a prouvé être nécessaires pour éliminer l'influence de l'*expectation,* etc., etc. »

Parlerons-nous de M. Jennings ? Comme M. Carpenter, il raconte une longue série d'historiettes surannées, où il s'agit de pères chanoines et de Bernadettes plus ou moins authentiques.

En feuilletant toute la thèse nous sommes tombé sur quelques phrases que nous reproduisons textuellement :

« ... Nous voyons dans les spasmes et les contractures l'indication d'une perversion mentale dont la parésie n'est qu'un état plus avancé. »

Simuler une parésie passe encore, mais par la seule volonté produire une contracture hystérique ; il n'en a donc jamais vu !

« Il paraît donc que les sens chez les sujets nerveux peuvent acquérir une finesse vraiment remarquable, suffisante, nous le croyons, pour renseigner une hystérique sur la nature d'un métal qu'on lui applique sur la peau. »

Heureusement que l'auteur ajoute le palliatif : nous croyons.

Quant à l'action des courants électriques, de l'aimant, elle s'explique pour l'auteur par une hypéresthésie particulière à ajouter à la liste de toutes les hypéresthésies, et qu'il désigne par un mot bien long, l'*hyperelectrones-thésie*.

Nous nous arrêtons là. Il faudrait presque citer un paragraphe de chaque page pour montrer combien l'auteur est dans l'erreur relativement à ce qu'il raconte.

L'idée prédominante dans les écrits dont nous venons de parler est donc :

1° Qu'on ne saurait trop se mettre en garde contre les supercheries des hystériques, et l'hypéresthésie sensorielle dont elles peuvent être douées, ce qui est parfaitement vrai, et qui est aussi bien connu des médecins qui se sont occupés de la question en France que partout ailleurs ;

2° Que dans les expériences faites à la Salpêtrière et ailleurs, et dont les comptes-rendus se trouvent presque tous dans les annales de la Société de Biologie, les expérimentateurs n'ont pas suffisamment tenu compte de ce côté de la maladie « hystérie » et se sont laissés bénévolement induire en erreur par les patients, ce qui est tout simplement absurde.

Notre réponse sera très-courte. Nous aurions de quoi écrire un volume rien qu'en rappelant des faits, nous nous contenterons de quelques mots.

1° Les auteurs anglais ne parlent seulement pas des cas

où l'on a eu affaire non plus à des hystériques mais à des femmes hémiplégiques par cause organique (voir plus haut les observations de Ronsille et de Petit) et encore mieux à des hommes dont les uns avaient eu un foyer hémorrhagique cérébral, les autres étaient affectés d'anesthésie de cause toxique (alcoolisme, saturnisme). De ces deux catégories, en admettant même pour les besoins de la cause, des traces d'hystérie chez les femmes Ronsille et Petit, la dernière nous semble inattaquable à ce point de vue. Les hommes malades dont il est question ne peuvent être soupçonnés d'avoir voulu tromper le médecin, ni même d'avoir été tellement impressionnés qu'ils aient subitement guéri alors que le médecin lui-même ne se doutait pas de ce qu'il allait obtenir et ne pouvait prévoir le résultat de l'expérience. D'ailleurs nous renvoyons à la note qui fait suite à l'observation de M. Debove et qui est très-intéressante au point de vue de l'*expectant attention*.

Voilà donc une série de faits, les anesthésies de cause toxique ou organique qui sont un exemple irrécusable de l'action métallique.

2° Arrivons aux hystériques. Ici également les faits abondent pour prouver combien sont puériles les objections de l'*expectancy* et pour montrer comment il a toujours été impossible aux malades d'induire le médecin en erreur.

D'abord, comme réponse générale, nous dirons que bien souvent, chaque fois d'ailleurs qu'on notait un fait nouveau, personne, pas même le médecin ne soupçonnait quel résultat il allait obtenir en faisant de la métalloscopie. Quand M. Gellé, devant la commission de la *Société de Biologie*, s'aperçut, *par hasard*, qu'à mesure que l'acuité auditive augmentait d'un côté elle diminuait de l'autre, savait-on ce qu'était le transfert et soupçonnait-on qu'on allait l'obtenir sur la malade en question? A moins de supposer les femmes hystériques très-fortes sur la physique, comment se fait-il qu'invariablement chez toutes *et dès la première fois* l'aimant placé avec la ligne neutre tournée du côté de la peau n'agissait pas et agissait toujours quand on retournait de façon que les deux pôles regardaient la surface cutanée?

Pendant qu'elles avaient un bandeau sur les yeux on approche un aimant de leur dos sans toucher, le phénomène a toujours lieu.

L'électro-aimant pas plus que le solénoïde n'a jamais agi quand on interrompait le courant.

Et enfin que dira-t-on de l'achromatopsie? L'imagination de ces malades aurait-elle suffi pour découvrir la loi de M. Landolt en même temps que lui de façon à l'appliquer chaque fois qu'on expérimentait sur chacune d'elles? Et ce phénomène si intéressant de la disparition de certaines couleurs dans un œil au moment où elles apparaissaient dans l'autre, l'auraient-elles inventé un beau jour? Citons encore l'expérience, si ingénieuse et si concluante au point de vue qui nous occupe en ce moment, qu'a imaginée notre ami P. Regnard.

Ainsi que nous l'avons dit quelques lignes plus haut, nous pourrions multiplier et varier à l'infini la nature et le nombre des preuves en faveur d'une action incontestable produite par l'application externe des métaux, de l'électricité et de l'aimant.

Nous terminerons en citant les quelques lignes que M. Vigouroux a publiées en réponse à l'article de Hughes Bennett.

« Nous avons trouvé que beaucoup d'agents sont aptes

à produire des phénomènes métalloscopiques (voir conférences de M. Charcot à la Salpêtrière, 1878) et nous n'avons pas la prétention d'en avoir clos la liste. Notre thèse est celle-ci : Un certain nombre d'agents physiques produisent invariablement la série des phénomènes en question, tandis que d'autres agents ou les mêmes dans d'autres conditions d'intensité ne les produisent jamais. »

CHAPITRE VI.

Conclusions.

De l'exposé rapide que nous venons de faire des récentes découvertes en métalloscopie et en métallothérapie externe, nous nous croyons le droit de tirer les conclusions suivantes :

1° La métallothérapie, et nous entendons par là les plaques métalliques, l'électricité, le solénoïde et l'aimant, a une influence incontestable sur divers troubles nerveux.

2° Cette influence s'exerce surtout sur les anesthésies, soit de la sensibilité générale, soit de la sensibilité spéciale. Ce n'est pas d'ailleurs seulement les anesthésies de nature hystérique qui sont justifiables de ce genre de traitement; nos observations démontrent pleinement que dans les anesthésies toxiques (alcoolisme et saturnisme) ainsi que dans les anesthésies organiques (hémorrhagies), l'action métallothérapeutique est aussi incontestable que dans les cas d'hystérie. Bien plus, les résultats obtenus dans ces deux dernières catégories de maladies présentent cet avantage considérable qu'ils sont *permanents* : il n'y a pas de transfert et la guérison est *définitive*. Dans l'hystérie, au contraire, la plupart du temps les résultats obtenus ne sont que de courte durée, et le phénomène du transfert ne permet d'ailleurs de les considérer que comme une amélioration momentanée. Néanmoins, même chez les hystériques, il y a des exceptions, et des cas de guérison définitive.

3° Les trois agents de la métallothérapie donnent lieu d'une façon générale à des effets identiques. Cependant il y a des cas où l'un d'eux agira là où les autres auront échoué. On ne doit donc renoncer à l'espoir de succès qu'après les avoir expérimentés successivement tous les trois. Peut-être arrivera-t-on à assigner à chacun d'eux un domaine propre.

4° La métalloscopie peut rendre de grands services comme moyen de diagnostic dans certains cas d'hystérie fruste, soit en dévoilant la nature de certains troubles du côté de la vision, soit en faisant naître une anesthésie expérimentale là où la sensibilité était parfaitement normale.

5° La métallothérapie a désormais droit de cité dans la thérapeutique.

Les observations de troubles de la sensibilité dus à une cause toxique ou organique, et guéris définitivement par ce moyen dispensent de tout commentaire.

En ce qui regarde l'hystérie, nous pourrions parler de l'effet de la métallothérapie sur des contractures douloureuses, mais ce serait sortir de notre cadre.

Dans d'autres cas d'hystérie, comme dans l'observation de M. Landouzy (voir plus haut) et où l'on a affaire à des douleurs vagues et mobiles, douleurs céphaliques et abdominales qui empêchent le sommeil, au lieu d'avoir recours sans cesse aux injections sous-cutanées de chlorhydrate de morphine auxquelles les malades n'ont que trop de tendance à s'habituer, on peut dire que l'emploi de l'aimant est une véritable *indication thérapeutique*, puisqu'il procure le sommeil. La santé générale souffre forcément de l'emploi répété de la morphine, d'autant plus qu'il faut toujours augmenter les doses pour obtenir l'effet voulu, tandis que la simple application de l'aimant est absolument sans inconvénient. L'aimant ne *guérit* pas les accidents (céphalalgie, météorisme, etc.), pas plus que la maladie elle-même, mais la morphine est tout aussi impuissante. Non-seulement la métalloscopie peut faire reparaître la sensibilité des parties anesthésiées, mais elle est un criterium de la guérison ou de la maladie. Ainsi, par exemple, pour qu'on puisse dire qu'une malade n'est plus en jouissance de sa diathèse hystérique, ni partant susceptible d'en voir reparaître les crises, il faut d'après les recherches de M. Charcot que l'application du métal ne produise plus aucun effet, car alors même qu'une hystérique est guérie, si l'application de l'armature qui a provoqué le retour de la sensibilité au début du traitement est capable de faire naître de l'engourdissement et de faire disparaître la faculté de distinguer les couleurs, on peut affirmer que la diathèse est silencieuse et que la malade n'a de la guérison que l'apparence, mais non la réalité. Le métal jouerait donc le rôle de *réactif* de la diathèse, et à ce point de vue la métalloscopie nous offre un précieux moyen de contrôle.

VERSAILLES. — CERF ET FILS, IMPRIMEURS, RUE DUPLESSIS, 59

PUBLICATIONS

DU

PROGRÈS MÉDICAL

6, rue des Ecoles, 6

LE PROGRÈS MÉDICAL

JOURNAL DE MÉDECINE, DE CHIRURGIE ET DE PHARMACIE

Rédacteur en chef : **BOURNEVILLE.**

Paraissant le samedi par cahier de 24 p. in-4° compacte sur 2 colonnes
Un an : 20 fr. — 6 mois, 10 fr.

Pour les étudiants en médecine : un an, 12 fr.

Les Bureaux du **Progrès médical** *sont ouverts de midi à cinq heures.*

ABADIE. Sur la valeur séméiologique de l'hémiopie dans les affections cérébrales. In-8 de 12 pages. 0 fr. 40 c. — Pour les abonnés du *Progrès*, 30 cent.

AVEZOU (J.-C.). De quelques phénomènes consécutifs aux contusions des troncs nerveux du bras et à des lésions diverses des branches nerveuses digitales (étude clinique) avec quelques considérations sur la distribution anatomique des nerfs collatéraux des doigts. Un vol. in-8 de 144 pages. — Prix : 3 fr. 50. — Pour nos abonnés, 2 fr. 50

BALZER (F.). Contribution à l'étude de la Broncho-Pneumonie, in-8 de 84 pages, orné d'une planche en chromo-lithographie.— Prix : 2 fr. 50.— Pour les abonnés du *Progrès*, 1 fr. 75.

BÉHIER. Etude de quelques points de l'urémie (clinique, théories, expériences), leçons recueillies par H. LIOUVILLE et I. STRAUS. In-8 de 24 pages, 60 cent. — Pour les abonnés du *Progrès médical*, 40 cent.

BÉHIER. De la pellagre sporadique. Leçons faites à l'Hôtel-Dieu en 1873. recueillies par Liouville (H.) et Straus (I.). Paris, in-8 de 24 pages, 60 cent. — Pour les abonnés du *Progrès*, 40 cent.

BESSON (I.). Dystocie spéciale dans les accouchements multiples. Vol. in-8 de 92 p. — Prix : 2 fr. — Pour les abonnés du *Progrès*, 1 fr. 25.

BÉTOUS (I.). Etude sur le tabes spasmodique. In-8 de 48 pages. 1 fr. 50 — Pour les abonnés, 1 fr.

BIOT (C). Contribution à l'étude du phénomène respiratoire de Cheyne-Stokes (avec tracés pneumographiques et sphygmographiques). Paris 1876, in-8. — Prix : 1 fr. — Pour les abonnés du *Progrès médical*, 60 c.

BITOT. Essai de topographie cérébrale par la cerebrotomie méthodique. — Conservation des pièces normales et pathologiques par un procédé particulier. Un volume in-4° de 40 pages de texte avec 7 figures intercalées et 17 planches en photographie représentant des coupes cérébrales. 1878. — Prix : 12 fr. — Pour les abonnés du *Progrès médical*, 9 fr.

BOURNEVILLE et REGNARD. Iconographie photographique de la Salpêtrière. Cet ouvrage paraît par livraisons de 8 à 16 pages de texte et 4 photo-lithographies. Douze livraisons forment un volume. Les *deux premiers volumes* sont en vente. — Prix de la livraison : 3 fr. — Prix du volume : 30 fr. — Pour les *abonnés* du *Progrès médical*, prix de la livraison, 2 fr., prix du volume, 20 fr. — Nous avons fait relier quelques exemplaires dont le texte et les planches sont montés sur onglets ; demi-reliure, tranche rouge, non rognés. — Prix de la reliure, 5 fr.

Bourneville. Science et miracle : *Louise Lateau* ou la *Stigmatisée belge.* In-8 de 72 pages avec 2 fig. dans le texte et une eau forte dessinées par P. Richer, 2 fr. 50. 2e édition, revue, corrigée et augmentée. — Prix : 2 fr. 50 — Pour nos abonnés.   1 fr. 50.

Bourneville. Mémoire sur la condition de la bouche chez les idiots, suivi d'une étude sur la médecine légale des aliénés. Paris, 1863. Gr. in-8 de 28 pages à deux colonnes. 1 fr. — Pour les abonnés du *Progrès,*   70 cent.

Bourneville. Le choléra à l'hôpital Cochin (Etude clinique). Paris, 1865. In-8 de 48 pages, 1 fr. — Pour les abonnés du *Progrès,*   70 cent.

Bourneville et Teinturier. G. V. Townley, ou du diagnostic de la folie au point de vue légal. Paris, 1865. In-8 de 16 pages. 0 fr. 50. — Pour les abonnés du *Progrès,*   35 cent.

Bourneville. Etudes cliniques et thermométriques sur les maladies du système nerveux. Premier fascicule : Hémorrhagie et ramollissement du cerveau. Paris 1872. In-8 de 168 pages avec 22 fig. 3 fr. 50. — Pour nos abonnés,   2 fr. 50.
Deuxième fascicule : Urémie et Eclampsie puerpérale ; Epilepsie et Hystérie. Paris, 1873. In-8 de 160 pages, avec 14 fig. 3 fr. 50. — Pour nos abonnés. 2 fr. 50.

Bourneville. Recherches cliniques et thérapeutiques, sur l'épilepsie et l'hystérie. In-8 de 200 pages avec 5 fig. dans le texte et 3 planches. 4 fr. — Pour nos abonnés.   2 fr. 75.

Bourneville. Notes et observations cliniques et thermométriques sur la fièvre typhoïde. In-8° compacte de 80 pages, avec 10 tracés en chromo-lithographie. 3 fr. — Pour nos abonnés,   2 fr.

Bourneville et Voulet. De la contracture hystérique permanente ou appréciation scientifique des miracles de Saint-Louis et de Saint-Médard. In-8. 2 fr. 50. — Pour nos abonnés,   1 fr. 75.

Boyer (H. Cl. de). Etudes topographiques sur les lésions corticales des hémisphères cérébraux. Un fort volume in-8 de 190 pages, avec 104 figures intercalées dans le texte et une planche. Paris, 1879. — Prix : 6 fr. pour nos abonnés,   4 fr.

Brissaud (E.) et Monod (E). Contribution à l'étude des tumeurs congénitales de la région sacro-coccygienne, 1877, in-8 de 16 pages. — Prix : 50 cent. — Pour les abonnés du *Progrès,*   35 cent.

Brissaud. (*Voir* Fournier.)

Budin (P.). Recherches physiologiques et cliniques sur les accouchements. Paris, 1876. In-8 de 36 pages avec figures. 1 fr. — Pour nos abonnés, 65 cent.

Budin (P.). De la tête du fœtus au point de vue de l'obstétrique. Recherches cliniques et expérimentales. Gr. in-8 de 112 pages, avec de nombreux tableaux, dix figures intercalées dans le texte, 36 planches noires et une planche en chromo-lithographie. — Prix : 10 fr. — Pour les abonnés du *Progrès,*   6 fr.

Cartaz (A.). Notes et observations sur le tétanos traumatique. In-8 50 cent. — Pour les abonnés du *Progrès,*   35 cent.

Chabbert (L.). De l'anthrax des lèvres, ses complications, son traitement. Paris 1877, in-8 de 44 pages. — Prix : 1 fr. 50. — Pour les abonnés du *Progrès,*   1 fr.

CHARCOT (J.-M.). Leçons sur les maladies du système nerveux, faites à la Salpêtrière, recueillies et publiées par BOURNEVILLE. Tome I : Troubles trophiques ; — Paralysie agitante; — Sclérose en plaques; — Hystéro-épilepsie. Paris, 1875, 2ᵉ édition. In-8 de 428 pages avec 25 figures et 10 planches en chromo-lithographie. 13 fr. — Pour nos abonnés, 10 fr.

CHARCOT (J.-M.). Leçons sur les maladies du système nerveux, faites à la Salpêtrière, recueillies et publiées par BOURNEVILLE. Tome II: *Des anomalies de l'ataxie locomotrice ; — De la compression lente de la moelle épinière* (mal de Pott, cancer vertébral, etc.) ; — *Des amyotrophies* (paralysie infantile, paralysie spinale de l'adulte, atrophie musculaire protopathique, sclérose des cordons latéraux, etc.). — *Tabes dorsal spasmodique ; — Hémichoré-post-hémiplégique ; — Paraplégies urinaires ; — Vertige de Ménière ; — Epilepsie partielle d'origine syphilitique ; — Athétose ; — Appendice, etc. —* Prix : 14 fr. — Pour les abonnés du *Progrès médical,* 10 fr.

CHARCOT (J.-M.). Leçons sur les localisations dans les maladies du cerveau, recueillies et publiées par Bourneville. In-8 de 168 pages avec 45 figures dans le texte. — Prix : 5 fr. — Pour les abonnés, 4 fr.

CHARCOT (J.-M.). Leçons sur les maladies du foie, des voies biliaires et des reins, faites à la Faculté de médecine de Paris, recueillies et publiées par Bourneville et Sevestre. Un volume in-8 de 400 pages, orné de figures et de sept planches chromo-lithogr. — Prix : 10 fr. — Pour les abonnés du *Progrès médical,* 7 fr.

CHARCOT (J.-M.). Leçons cliniques sur les maladies des vieillards et les maladies chroniques. Un fort volume in-8 de 310 pages avec figures dans le texte et 3 planches en chromo-lithographie.—Prix cartonné à l'anglaise, 8 fr. — Pour nos abonnés, 7 fr.

CHARCOT (J.-M.)et GOMBAULT. Note sur un cas de lésions disséminées des centres nerveux observées chez une femme syphilitique. in-8° avec planches chromo-lithog.—Prix : 1 fr. — Pour les abonnés du *Progrès médical,* 70 cent.

CHARCOT (J.-M.). De l'anaphrodisie produite par l'usage prolongé des préparations arsenicales. Paris, 1864. In-8. 0 fr. 50. — Pour les abonnés du *Progrès,* 35 cent.

CHOUPPE (H.). Recherches thérapeutiques et physiologiques sur l'ipéca. Paris, 1873. In-8 de 40 pages, 1 fr. — Pour nos abonnés, 70 cent.

CORNILLON (J.). La folie des grandeurs. In-8 de 60 pages. 2 fr. 50. — Pour nos abonnés, 1 fr. 70.

CORNILLON (J.). De la contracture uréthrale dans les rétrécissements péniens. In-8° de 60 pages. 1 fr. 50. — Pour nos abonnés, 1 fr.

CORNILLON (J.). Action physiologique des alcalins dans la glycosurie. Prix : 60 c. — Pour nos abonnés, 40 cent.

CORNILLON (J.). Rapports du diabète avec l'arthritis et de la dyspepsie avec les maladies constitutionnelles. Un volume in-8 de 48 pages. — Paris, 1878. — Prix : 1 fr. 50 ; pour les abonnés du *Progrès,* 1 fr.

CUFFER. Des causes qui peuvent modifier les bruits de souffle intra et extra-cardiaques, et en particulier de leurs modifications sous l'influence des changements de la position des malades. Valeur séméiologique de ces modifications. — Prix : 1 fr. 50. — Pour nos abonnés, 1 fr.

DAREMBERG (G.). Les méthodes de la chimie médicale. In-8 de 19 pages. — Prix : 60 c. — Pour nos abonnés, 40 cent.

DEBOVE. Notes sur la méningite spinale tuberculeuse, sur l'hémiplégie saturnine et l'hémianesthésie d'origine alcoolique. Brochure in-8 de 24 pages, prix : 90 c., pour nos abonnés, 60 c.

Debove (*Voir* Liouville).

Dehenne (A.). Note sur une cause peu connue de l'érysipèle. Paris, 1874. In-8, 0 fr. 50. — Pour nos abonnés,   35 cent.

Dejerine (J.). Recherches sur les lésions du système nerveux dans la paralysie ascendante aiguë. Un volume in-8 de 66 pages. — Paris 1879. — Prix : 2 fr. — Pour nos abonnés,   1 fr. 50

Delasiauve. De la clinique à domicile et de l'enseignement qui s'y rattache, dans ses rapports avec l'assistance publique. Paris, 1877, in-8 de 16 p. Prix : 50 c. — Pour nos abonnés,   35 cent.

Delasiauve. Du double caractère des phénomènes psychiques. Prix : 50 cent. — Pour nos abonnés,   35 cent.

Delasiauve. Classification des maladies mentales ayant pour double base la psychologie et la clinique. Paris, 1877. In-8 de 24 pages.— Prix : 50 cent.

Delasiauve. Traité de l'épilepsie. Un gros volume in-8 de 560 pages. — Prix : 3 fr. 50. — Pour nos abonnés,   2 fr. 50

Delasiauve (J.). Journal de médecine mentale, résumant au point de vue médico-psychologique, hygiénique, thérapeutique et légal, toutes les questions relatives à la folie, aux névroses convulsives et aux défectuosités intellectuelles et morales, à l'usage des médecins praticiens, des étudiants en médecine, des jurisconsultes, des administrateurs et des personnes qui se consacrent à l'enseignement. Dix volumes (1860-1870). — Prix : 50 fr. — Pour les abonnés du *Progrès médical*,   40 fr.

Dransart (H.-N.). Contribution à l'anatomie et à la physiologie pathologiques des tumeurs urineuses et des abcès urineux. In-8° de 32 pages avec 1 figure, 70 cent. — Pour les abonnés,   40 cent.

Du Basty. De la piqûre des hyménoptères porte-aiguillon. Gr. in-8 de 48 pages. 1 fr. 25. — Pour les abonnés du *Progrès*,   85 cent.

Duplay (S.). Leçon sur les périarthrites coxo-fémorales, recueillie par H. Duret. In-8 de 20 pages. 60 cent. — Pour nos abonnés,   40 cent.

Duplay. Conférences de clinique chirurgicale, faites aux hôpitaux de Saint-Louis et Saint-Antoine, recueillies et publiées par Duret et Marots, internes des hôpitaux. — In-8 de 180 pages. Prix : 3 fr. 50. — Pour les abonnés du *Progrès*,   2 fr. 50.

Dupuy (L.-E.). Etude sur quelques lésions du mésentère dans les hernies In-8° de 16 pages, 50 cent. — Pour les abonnés.   35 cent.

Duret (H.). Etudes expérimentales et cliniques sur les traumatismes cérébraux. Un volume in-8° de 330 pages, orné de 18 planches doubles en chromo-lithographie et lithographie, et de 39 figures sur bois intercalées dans le texte. Paris, 1878. Premier volume, prix : 15 fr.; pour les abonnés du *Progrès médical*,   10 fr.

Ferrier. Recherches expérimentales sur la physiologie et la pathologie cérébrales. Traduction avec l'autorisation de l'auteur, par H. Duret, interne des hôpitaux. In-8° de 74 p. avec 11 fig. dans le texte, 2 fr.—Pour nos abonnés. 1 fr. 35.

Fournier (A). De la pseudo-paralysie générale d'origine syphilitique. Leçons recueillies par E. Brissaud. Paris 1878. In-8 de 24 pages. — Prix : 1 fr. — Pour les abonnés,   65 cent.

Giraldès (J.-A.). Recherches sur les kystes muqueux du sinus maxillaire. — Prix : 1 fr. 50. — Pour nos abonnés,   1 fr.

Giraldès (J.-A.). Etudes anatomiques ou recherche sur l'organisation de l'œil considéré chez l'homme et dans quelques animaux. Paris 1836. In-4° de 83 pages avec 7 planches. — Prix : 3 fr. 50. — Pour nos abonnés, 2 fr. 50.

GIRALDÈS (J.-A.). Des luxations de la mâchoire. Paris 1844. In-4° de 50 pages avec 2 planches. — Prix : 2 fr. — Pour nos abonnés,   1 fr. 35.

GIRALDÈS (J.-A.). De l'anatomie appliquée aux beaux-arts. Cours professé à l'athénée des Beaux-Arts. Compte rendu par Mlle Lina Jaunez. Paris 1856. In-8 de 8 pages. — Prix :   50 cent.

GIRALDÈS (J.-A.). Plan général d'un cours d'anatomie appliqué aux beaux-arts. Paris 1857. In-8 de 8 pages. — Prix :   50 cent.

GIRALDÈS (J.-A.). Recherches anatomiques sur le corps innominé. Paris, 1861. In-8 de 12 pages avec 5 planches. — Prix : 1 fr. 50. — Pour nos abonnés,   1 fr.

GIRALDÈS (J.-A). De la fève de Calabar, note présentée au congrès médico-chirurgical de France tenu à Rouen le 30 septembre 1863. Paris 1864, in-8 de 8 pages avec figures. — Prix :   50 cent.

GIRALDÈS (J.-A.). Note sur les tumeurs dermoïdes du crâne. Paris 1866. In-8 de 7 pages. Prix :   40 cent.

GIRALDÈS (J.-A.). Sur un point du traitement de la périostite phlegmoneuse diffuse. Paris 1874. In-8 de 12 pages. Prix   50 cent.

GOLAY (E.). Des abcès douloureux des os. Un volume in-8 de 162 pages. — Paris, 1879. — Prix : 3 fr. 50 ; pour nos abonnés,   2 fr. 50

GOMBAULT. Etude sur la sclérose latérale amyotrophique. — Prix : 2 fr. — Pour nos abonnés,   1 fr. 35.

HAYEM (G.). Leçons cliniques sur les manifestations cardiaques de la fièvre typhoïde, recueillies par Boudet de Paris. In-8 de 88 pages avec 5 figures. Prix : 2 fr. 50. — Pour les abonnés,   1 fr. 70

KELSCH (A.). Note pour servir à l'histoire de l'endocardite ulcéreuse. In-8° — Prix : 50 cent. — Pour nos abonnés,   35 cent.

LANDOLT (E.). Leçons sur le diagnostic des maladies des yeux, faites à l'école pratique de la Faculté de médecine de Paris pendant le semestre d'été de 1875, recueillies par Charpentier. Paris, 1877. In-8 de 204 pages. — Prix : 6 fr. — Pour nos abonnés,   4 fr.

LANDOUZY (L.). Trois observations de rage humaine ; réflexions. In-8° de 16 pages, 50 cent. — Pour les abonnés,   35 cent.

LAVERAN (A.) Un cas de myélite aiguë. 1876. In-8 de 13 .p.   30 cent.

LAVERAN. Tuberculose aiguë des synoviales,   50 cent.

LELOIR (H.). Contribution à l'étude du rhumatisme blennorrhagique, brochure in-8 de 24 pages.— Prix ; 75 c..—Pour les abonnés du *Progrès*, 50 c.

LIOUVILLE (H.) Contribution à l'étude de la paralysie générale progressive des aliénés. In-8°, 50 cent. — Pour nos abonnés,   35 cent.

LIOUVILLE (H.). Nouveaux exemples de lésions tuberculeuses dans la moelle épinière. In-8, 50 cent. — Pour nos abonnés,   35 cent.

LIOUVILLE et DEBOVE. Note sur un cas de mutisme hystérique, suivi de guérison. Paris, 1876. In-8.   30 cent.

LIOUVILLE. (*Voir* BÉHIER).

LONGUET (F.-E.-M.). De l'influence des maladies du foie sur la marche des traumatismes. In-8 de 124 pages, 4 fr. — Prix pour nos abonnés : 2 fr. 75.

MANUEL DE LA GARDE-MALADE ET DE L'INFIRMIÈRE, publié sous la direction du Dr Bourneville, par MM. Blondeau, de Boyer, Ed. Brissaud, H. Duret, G. Maunoury, Monod, Poirier, P. Regnard, Sevestre et P. Yvon, rédacteurs du *Progrès médical*. — Ouvrage formant trois volumes in-16. — 1er volume : *Anatomie et Physiologie*, 180 pages, 8 figures. Prix : 2 fr.

2ᵉ volume : *Pansements*, 316 pages. 60 gravures, prix : 3 fr. 50.

3ᵉ volume : *Administration des Médicaments*, 160 pages, prix : 2 fr. — Pour nos abonnés, l ouvrage complet, broché. prix   5 fr.

Nous avons fait faire un élégant cartonnage anglais pour chacun des trois volumes du Manuel. — Prix par volume 75 c., l'ouvrage complet, 2 fr.

MARCANO (G.) Des ulcères des jambes entretenus par une affection du cœur. In-8. 1 fr. 25. — Pour nos abonnés.   85 cent.

MARCANO (G.). De l'étranglement herniaire par les anneaux de l'épiploon. Paris, 1872. In-8 de 8 pages. — Prix :   30 cent.

MARCANO. De la psoïte traumatique, in-8° de 160 pages. — Prix : 3 fr. — Pour les abonnés,   2 fr.

MARCANO. Notes pour servir à l'histoire des kystes de la rate. — Prix : 60 cent. — Pour nos abonnés,   · 40 cent.

MARSAT (A.). Des usages thérapeutiques du *nitrite d'amyle*. In-8 de 48 pages. 1 fr. 25. — Pour nos abonnés,   85 cent.

MAUNOURY (G.). Les hôpitaux-baraques et les pansements antiseptiques en Allemagne. Paris 1877, in-8 de 20 pages. — Prix : 1 fr. — Pour les abonnés du *Progrès*,   70 cent.

MIOT (C.). De la myringodectomie ou perforation artificielle du tympan. In-8 de 169 pages avec 16 figures intercalées dans le texte. — Prix : 3 fr. 50 — Pour les abonnés du *Progrès médical*,   2 fr. 50.

MIOT (C.). De la Ténotomie du muscle tenseur du tympan. Volume in-8° de 56 pages orné de 11 figures intercalées dans le texte. Paris, 1878. Prix : 1 fr. 50 ; pour les abonnés du *Progrès*,   1 fr.

ONIMUS. Des applications chirurgicales de l'électricité. Leçons recueillies par Bonnefoy. In-8 de 16 pages, avec 4 figures, 60 c. — Pour nos abonnés. 40 cent.

ORY (E). Maladies de la peau. Notes de thérapeutique, recueillies aux cliniques dermatologiques de M. le professeur Hardy, à l'hôpital St-Louis. Paris, 1877. In-8 de 40 pages. — Prix : 1 fr. — Pour nos abonnés, 70 cent.

OULMONT (P.). Etude clinique sur l'athétose. Paris, 1878. In-8 de 116 pages avec figures. — Prix : 3 fr. — Pour nos abonnés,   2 fr.

PARROT. Cours d'histoire de la médecine. Leçon d'ouverture du 21 novembre 1876. Paris, 1877. In-8 de 20 pages. — Prix : 60 c. — Pour nos abonnés,   40 cent.

PASTURAUD (D.). Etude sur les cals douloureux. In-8 de 64 pages. 2 fr. — Pour nos abonnés.   1 fr. 35.

PATHAULT (L.). Des propriétés physiologiques du Bromure de Camphre et de ses *usages thérapeutiques*. In-8 de 48 pages, 1 fr. 50. — Pour nos abonnés, 1 fr.

PELTIER (G.). De la triméthylamine et de son usage dans le traitement du rhumatisme articulaire aigu. In-8 compacte de 34 pages, 60 cent. — Pour nos abonnés,   40 cent.

PELTIER (G.). Etude sur la cécité congénitale. Paris, 1869. In-8 de 36 pages. — Prix : 1 fr. — Pour nos abonnés,   70 cent.

PELTIER (G.). L'ambulance n° 5. Paris, 1871. In-8 de 110 pages. 1 fr.

PITRES (A.). Recherches sur les lésions du centre ovale des hémisphères cérébraux, étudiées au point de vue des localisations cérébrales. Paris, 1877. In-8 de 148 pages, avec deux planches chromo-lithographiques. — Prix : 4 fr. — Pour les abonnés du *Progrès Médical*,   2 fr. 70.

POINSOT (G.). Contribution à l'histoire clinique des tumeurs du testicule, brochure in-8 de 28 pages. Prix : 1 fr.; pour nos abonnés,   70 cent.

QUESTIONNAIRE pour le 1er examen de doctorat. Recueil de séries d'evamens subis récemment (en 1876) à la Faculté de médecine de Paris, indiquant : 1° La composition du jury pour chaque série; 2° La préparation anatomique de chaque candidat; 3° Les questions orales auxquelles le candidat a dû répondre ensuite; 4° Enfin le résultat de l'examen dans chaque série; suivi de questions sur les accouchements, recueillies au cinquième examen de doctorat et aux examens de sage-femme. Paris, 1876. In-16 de 91 pages. — Prix : 1 fr. — Pour nos abonnés,   70 cent.

RANVIER (L.). Leçon d'ouverture du cours d'anatomie générale au Collége de France. Paris, 1876. In-8 de 16 pages. — Prix, 60 c. — Pour nos abonnés,   40 cent.

RAYMOND (F.). Etude anatomique, physiologique et clinique sur l'hémichorée, l'hémianesthésie et les tremblements symptomatiques. In-8 de 140 pages avec figures dans le texte et 3 planches. 3 fr. 50. — Pour les abonnés,   2 fr. 50.

RECLUS (P.). Du tubercule du testicule et de l'orchite tuberculeuse. In-8 de 212 pages avec 5 planches en chromo-lithographie, 5 fr. — Pour nos abonnés,   4 fr.

RECLUS (P.). De l'épithélioma térébrant du maxillaire supérieur. Paris, 1876. In-8 de 4 pages. — Prix :   20 cent.

RECLUS (P.). La fontaine d'Ahusquy, brochure in-8 de 30 pages.—Prix: 1 fr. — Pour les abonnés,   70 c.

RECLUS (P.). Des ophthalmies sympathiques. Un fort volume in-8 de 210 pages. — Prix : 5 fr. pour les abonnés du *Progrès médical*,   4 fr.

REGNARD (P.). Recherches expérimentales sur les variations pathologiques des combustions respiratoires. Un fort volume in-8° de 394 pages, enrichi de 100 gravures dans le texte. — Paris, 1879. — Prix : 10 fr.; pour les abonnés,   7 fr.

RIBEMONT (A.). Recherches sur l'insufflation des nouveau-nés et description d'un nouveau tube laryngien. Un volume in-8 de 40 pages et 8 planches. — Paris, 1878. — Prix : 3 fr. 50 ; pour nos abonnés,   2 fr. 50

ROQUE (F.). Des dégénérescences héréditaires produites par l'intoxication saturnine lente. Paris, 1872. In-12 de 15 pages. — Prix :   30 cent.

ROSAPELLY (Ch. L.). Recherches théoriques et expérimentales sur les causes et le mécanisme de la circulation du foie. Un volume in-8 de 76 pages orné de 24 figures. — Prix : 3 fr.; pour nos abonnés,   2 fr.

SCHÉMAS pour relever à l'autopsie les lésions cérébro-spinales. Feuille carrée contenant 13 figures. — Prix :   20 cent.

SEGUIN (E.-C). Registre memento d'observations, pour conserver toutes les observations faites au lit du malade. Paris, 1878. — Prix :   60 cent.

STRAUS. (*Voir* BÉHIER.)

TARNIER. De l'influence du régime lacté dans l'albuminurie des femmes enceintes et de son indication.   50 cent.

THAON (L.). Recherches cliniques et anatomo-pathologiques sur la tuberculose. Grand in-8° de 112 pages, avec 2 planches en chromo-lithographie, 4 fr. 50. — Pour nos abonnés,   3 fr.

THAON (L.). Clinique climatologique des maladies chroniques. — 1er fascicule : phthisie pulmonaire. Un volume grand in-8 de 164 pages, avec 2 planches de tracés de température. Paris 1877. — Prix : 4 fr.; pour les abonnés,   2 fr. 75

TEINTURIER (E.). Les Skoptzy, étude médico-légale sur une secte religieuse russe dont les adeptes pratiquent la castration. — Un joli volume in-12 orné de gravures représentant les différents modes de castration employés par ces fanatiques. — Prix : 1 fr. 50. — Pour les abonnés du *Progrès médical*,   1 fr.

TERRILLON. Des troubles de la menstruation après les lésions chirurgicales ou traumatiques. In-8 de 22 pages, 60 cent. — Pour les abonnés,   40 cent.

TERRILLON. Contribution à l'étude des gommes syphilitiques du testicule ou sarcocèle gommeux. — Prix : 50 c. — Pour nos abonnés,   35 cent.

TRÉLAT (U.). Leçons de clinique chirurgicale, professées à l'hôpital de la Charité (1875-1876), recueillies et rédigées par A. Cartaz. Paris, 1877. In-8 de 127 pages. — Prix : 3 fr. — Pour nos abonnés,   2 fr.

VILLARD (F.). De l'aphasie ou la perte de la parole et de la localisation du langage articulé, par le Dr Batman, traduit de l'anglais par F. Villard Un volume in-8° de 128 pages. Paris, 1870. Prix : 2 fr.; pour les abonnés,
                                                                   1 fr. 25.

VILLARD (F.). Notice hygiénique et médicale sur l'Attique. Brochure in-8 de 30 pages. Prix : 1 fr. Pour nos abonnés,   70 cent.

LE PROGRÈS MÉDICAL : tome I (1873), épuisé. — Tome II (1874), épuisé. — Tome III (1875), vol. in-4° de 800 pages avec 50 figures, prix 16 fr. — Tome IV (1876), vol. in-4° de 960 pages, prix 16 fr. — Tome V (1877), vol. in-4° de 1100 pages, prix : 20 fr. — Tome VI (1878), vol. in-4 de 1020 pages, prix 20 fr.

Les Bureaux du PROGRÈS MÉDICAL sont ouverts de midi à 5 heures

(DIMANCHES ET FÊTES EXCEPTÉS)

VERSAILLES. — CERF ET FILS, IMPRIMEURS, RUE DUPLESSIS, 59.